Heidi Grollmann, Urs Maurer

klassische Homöopathie verstehen

Grundlagen der klassischen Homöopathie

Groma Verlag Baar

ISBN 3-9521004-0-4

1. Auflage 1996

Oberdorfstr. 2, CH-6340 Baar
Buchversand für Deutschland:
Peter Irl, Auf der Schuchen 23, 82418 Seehausen

Satz und Gestaltung: Groma Verlag Baar
Druck: Peter Müller, CH-6301 Zug

Inhalt

Vorwort

Es ist eine Tatsache, dass jede Revolution auf dieser Erde, ob sie sich auf gewünschte Veränderungen in einem bestimmten Regime, die Veränderungen im sozio-politischen System eines einzelnen Landes oder auf das Gesundheitswesen bezieht, immer beim einfachen Volk beginnt, das dies alles trägt und erlebt.

Meiner Ansicht nach ist es das gewöhnliche Individuum in unserer Gesellschaft, das jedes medizinische System mit seinen Vor- und Nachteilen trägt.

In der heutigen Zeit sind sich die Leute ihrer Umgebung viel stärker bewusst. Blinder Glaube an eine einzelne Person oder ein System verschwindet. Die Menschen lassen sich nicht mehr so leicht täuschen, oder zumindest nicht für lange Zeit.

Die Leute haben begonnen, sich neuen, natürlichen Methoden ganzheitlichen Heilens zuzuwenden. Gleichzeitig überlegen sie es sich zweimal, bevor sie ihre kranken Seelen und Körper einer aggressiven, doppeltwirkenden Behandlung unterziehen.

Wenn die Patienten eine homöopathische Behandlung wünschen, so beobachtet man häufig, dass ein positives Ergebnis nur möglich ist, wenn Patient und Therapeut zusammenarbeiten. Der Patient muss gut informiert werden über die grundlegenden Prinzipien der Homöopathie.

Ich bin glücklich, dass wir nun ein Buch haben, das die allgemeinen Grundfragen, die jeder Patient hat, beantwortet.

Heidi Grollmann und Urs Maurer haben diese Themen auf sehr systematische, genaue und verständliche Weise dargestellt.

Ich gratuliere Ihnen zu dieser harten Arbeit und wünsche Ihnen viel Erfolg.

Mohinder Singh Jus

Einführung

Bei unserer täglichen Arbeit mit Patienten haben wir bemerkt, dass eine leicht verständliche Einführung in die klassische Homöopathie einem Bedürfnis entspricht.

Ein besonderes Anliegen ist uns, die Grundlagen der klassischen Homöopathie aufzuzeigen, da sie oft mit verschiedenen Naturheilverfahren verwechselt wird. Sie ist jedoch eine eigenständige Wissenschaft mit eigenen Grundgesetzen. Zudem kann ein gut informierter Patient den Behandlungsablauf und die Zusammenhänge besser verstehen, was zu einer schnelleren Heilung beiträgt.

Diese Heilmethode erfordert ein anderes Verständnis für Krankheit und Gesundheit. Der Patient muss willens sein, sich mit seiner Krankheit und dem Heilungsverlauf auseinanderzusetzen.

Mit diesem Buch und diversen Vorträgen möchten wir zur Information beitragen und die klassische Homöopathie einem breiteren Personenkreis zugänglich machen.

An dieser Stelle sei unserem Lehrer M.S. Jus herzlich gedankt. Unermüdlich setzt er sich seit Jahren für die Verbreitung der homöopathischen Lehre ein. Er hat uns nicht nur die klassische Homöopathie gelehrt, sondern auch ein ganzheitliches Verständnis für den Menschen in seiner Einzigartigkeit aufgezeigt.

Weiter geht unser Dank an Kathrin Büchi-Möller und Brigitte Kurath-Grollmann für ihre wertvolle Unterstützung sowie an Bruno Vonarburg, der uns freundlicherweise einen Teil des Bildmaterials zur Verfügung stellte.

Heidi Grollmann
Urs Maurer

Samuel Hahnemann
(1755 - 1843)
Begründer der Homöopathie

Christian Friedrich Samuel Hahnemann, der Begründer und Entdecker der Homöopathie, wurde am 10. April 1755 in Meissen als Sohn eines Porzellanmalers geboren. Die wirtschaftlichen Verhältnisse waren zu jener Zeit alles andere als rosig. Wegen seiner hohen Begabung fand sich jedoch ein Gönner, der ihm den Besuch der höheren Schule ermöglichte. Sein Medizinstudium in Leipzig musste er sich mit Fremdsprachenunterricht und Übersetzungen selber verdienen. Er war einer der angesehensten Übersetzer seiner Zeit. Im Alter von 24 Jahren beherrschte er sieben Sprachen in Wort und Schrift. 1779 legte er sein Doktorexamen in Erlangen ab.

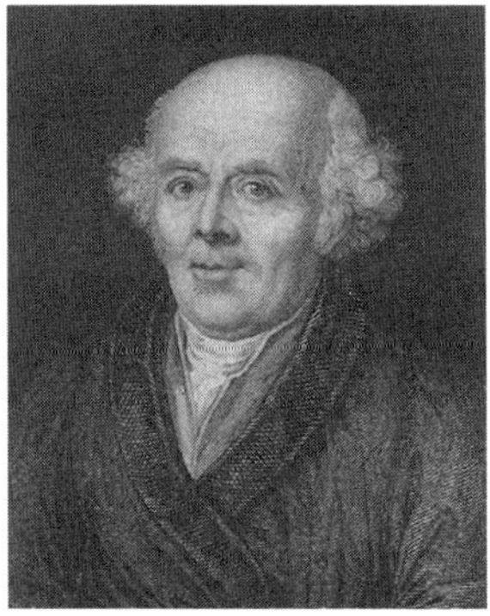

Kurz nach der Aufnahme seiner Praxis verlor er seine Illusionen über die Medizin. Hahnemann protestierte laut gegen die schädlichen und sinnlosen Methoden, die damals üblich waren. Exzessive Aderlasse, brutale Brech- und Abführkuren endeten häufig tödlich. Starke Medikamente aus Blei, Quecksilber oder Arsen vergifteten die Patienten.

Die Kollegen Hahnemanns bezichtigten ihn bald der Ketzerei. Enttäuscht gab Hahnemann seine Praxis auf. Er verdiente sich seinen Lebensunterhalt mit Übersetzen medizinischer Werke.

Bei der Übersetzung eines Arzneimittelbuches von Dr. Cullen (1790) störte er sich an dessen Darstellung, dass die Wirkung der Chinarinde bei Malaria auf die magenstärkende Eigenschaft zurückzuführen sei. Diese Behauptung schien ihm unwahrscheinlich. Er entschloss sich zu einem Selbstversuch und nahm Chinarinde selbst ein. Er wollte deren Wirkung auf den gesunden Organismus prüfen. Er wiederholte die Einnahme dieser Heilpflanze, bis sein Körper mit Fieber, Schüttelfrost und anderen malariaähnlichen Symptomen reagierte.

Daraus schloss Hahnemann, dass Malaria durch Chinarinde geheilt wird, und zwar nicht wegen seiner magenstärkenden Wirkung, sondern wegen der Tatsache, dass das Medikament bei einem Gesunden die Symptome der Malaria hervorruft.

Nach dieser gewaltigen Entdeckung führte Hahnemann 6 Jahre lang an sich selbst und an Familienmitgliedern Experimente mit verschiedenen Substanzen durch. Hahnemann wandte sich nun wieder vermehrt der Medizin zu. Er stellte eine ernsthafte Bedrohung für die etablierte Medizin dar. Er scheute sich nicht, allgemein akzeptierte Wahrheiten in Frage zu stellen und suchte nach eigenen Erklärungen.

Hahnemann prägte den Begriff Homöopathie. Dieser stammt vom griechischen homoios (ähnlich) und pathos (Leiden). Er empfahl die Verwendung von jeweils nur einem Arzneimittel, welches er zudem noch in kleinen Dosen verabreichte. Aus diesem Grund entstanden auf Seiten der Apothekerschaft seine grössten Feinde, da diese um ihre Geschäfte fürchteten. Doch trotz anhaltender Verfolgung entwickelte sich die Homöopathie weiter.

1810 entstand sein Hauptwerk, das „Organon der Heilkunst". Der § 1 lautet: „Der Arzt hat kein höheres Ziel, als Kranke gesund zu machen, was man heilen nennt." 1828 - 1830 erschien das mehrere Bände umfassende Werk „Die chronischen Krankheiten".

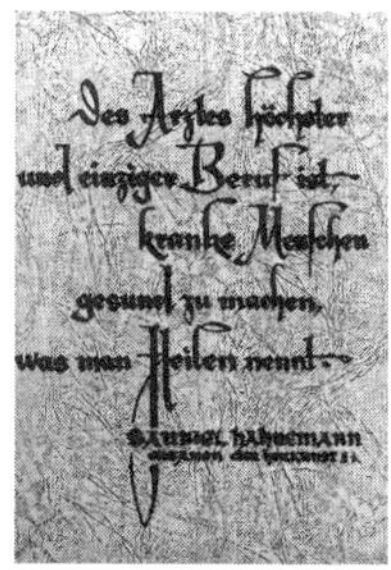

1835 heiratete der verwitwete Hahnemann eine junge Französin. Mit seiner neuen Frau zog er nach Paris. Dieser letzte Lebensabschnitt Hahnemanns war sehr bedeutungsvoll für die Verbreitung der Homöopathie. 8 Jahre lang betrieb Hahnemann eine umfangreiche Praxis in Paris. Er leitete sie erfolgreich bis wenige Wochen vor seinem Tod. Am 2. Juli 1843 starb Hahnemann im Alter von 88 Jahren. Er liegt auf dem Prominentenfriedhof „Père Lachaise" in Paris begraben. Sein Grab ist noch heute zugänglich.

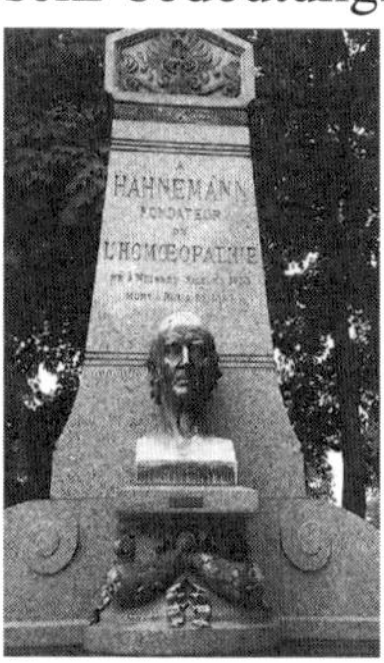

Das Ähnlichkeitsgesetz
Similia similibus curentur

Die Grundlage der Homöopathie ist das Ähnlichkeitsgesetz. „Similia similibus curentur." „Ähnliches möge mit Ähnlichem geheilt werden." Als Beispiel haben wir bereits die Erfahrungen Hahnemanns mit Chinarinde aufgeführt. Wie daraus folgt, kann eine Krankheit nur mit dem Medikament geheilt werden, das ähnliche Symptome bei einem Gesunden erzeugt.

Was ist darunter zu verstehen? Sie haben sich z.B. erkältet, klagen über Tränenfluss, Augenjucken oder -brennen, Kitzeln der Nase, Niesreiz und haben ein wässriges, scharfes, wundmachendes Nasensekret entwickelt.

Es kann Ihnen nun nur jenes homöopathische Mittel helfen, welches in der Lage ist, diese Krankheitssymptome an einem Gesunden zu produzieren.

Schneiden Sie z.B. Küchenzwiebeln, so entwickeln Sie innert Kürze obengenannte Symptome von Augenbrennen, scharfem Nasenausfluss etc. Die Küchenzwiebel hat bei einem Gesunden Krankheitssymptome entwickelt.

Entwickeln Sie nun die gleichen oder ähnliche Symptome wie bei der vorgenannten Erkältung, so wird das aus der Küchenzwiebel hergestellte homöopathische Mittel Allium cepa diese Erkältung heilen.

Eine Beschreibung, dass Ähnliches mit Ähnlichem zu heilen sei, kann man ansatzweise bereits in den alten Schriften des griechischen Arztes Hippokrates (460 - 377 v.Chr.) finden. Auch Paracelsus (1493 - 1541) deutete in seinen Werken auf dieses Prinzip hin.

Doch Hahnemann hat als erster das Erkannte mit aller Gründlichkeit und Beharrlichkeit weiter verfolgt und zu einer fundierten Heilmethode entwickelt.

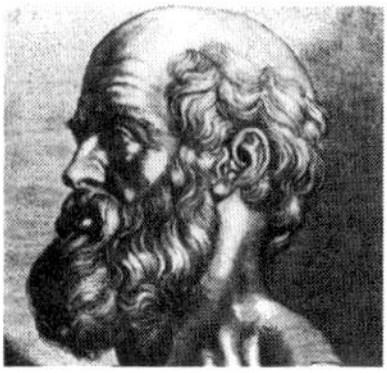

Hippokrates

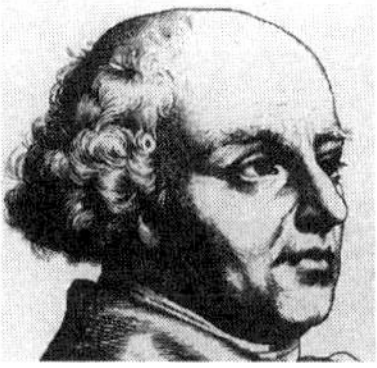

Paracelsus

Krankheit und Heilung
Eine Frage der Lebenskraft

Bevor wir uns mit der Heilung beschäftigen, müssen wir uns damit auseinandersetzen, was Krankheit überhaupt ist.

Warum erkrankt der eine an Grippe, während der andere gesund bleibt, obwohl beide mit dem gleichen Grippepatienten in Kontakt kamen?

Warum reagiert ein Mensch nach dem Genuss eines Nahrungsmittels mit heftigem Hautausschlag, während der andere es ungestört essen kann?

Warum kann der eine gute Schüler völlig ruhig eine Prüfung ablegen, während der andere ebenfalls gute Schüler in der Prüfung vor Angst versagt?

Warum sind manche Menschen für eine Sache empfänglich und andere nicht?

Mit diesen Fragen setzte sich Hahnemann als unermüdlicher Forscher und kritischer Arzt auseinander. Nach intensiver Beobachtung kam er zum Schluss, dass eine dem Organismus übergeordnete Kraft alle Lebensfunktionen steuert. Er nannte diese Kraft Lebenskraft oder Dynamis.

Die Aufgabe der Lebenskraft ist, die Harmonie und Ordnung im Organismus zu erhalten. Jeder Baustein des Organismus, jedes Organ und jede Zelle wird von der Lebenskraft beeinflusst und überwacht.

Die Lebenskraft schützt uns vor Krankheit und verleiht uns Immunität gegenüber krankmachenden Faktoren.

Sobald die Lebenskraft geschwächt oder ins Ungleichgewicht gebracht wird, z.B. durch Überbelastung, Stress, psychische Probleme etc., erkrankt der Mensch. Der Organismus ist vor krankmachenden Einflüssen, z.B. Bakterien, Viren, Pilzen, Milben, Pollen, Stress etc., nicht mehr geschützt. Nur die gestörte Lebenskraft verursacht Krankheiten. Gewebs- oder Organveränderungen, z.B. Entzündungen, Geschwüre, Gelenkdeformationen, Zysten etc., sind nicht die Krankheit selbst, sondern nur das Resultat des Krankheitsgeschehens. Sie weisen lediglich darauf hin, dass im Inneren des Menschen etwas nicht in Ordnung ist. Der Patient ist nicht krank, weil er einen Tumor hat, sondern der Tumor ist da, weil der Patient krank ist.

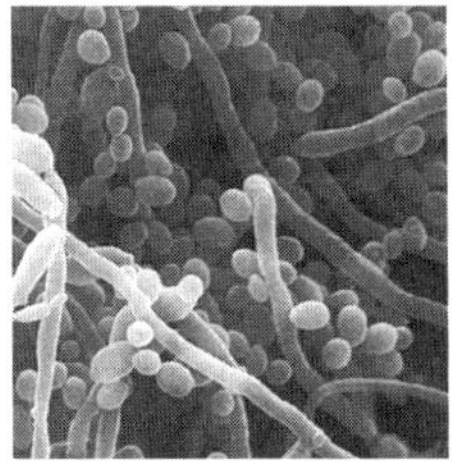

Candida

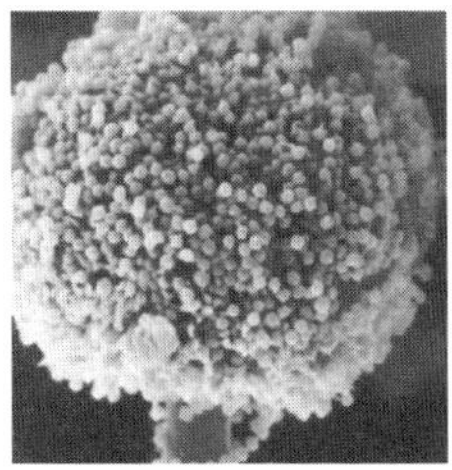

Aspergillus niger

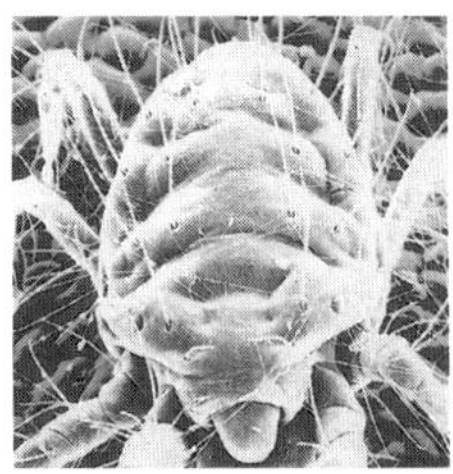

Milbe

Ebenso sind Viren oder Bakterien niemals die eigentliche Krankheitsursache. Es ist die geschwächte Lebenskraft, die das Wachstum fremder Keime, wie Bakterien, Viren oder Pilze, begünstigt. D.h., zuerst kommt die Verstimmung der Lebenskraft, erst dann breiten sich die Erreger aus.

Durch Wegschneiden oder medikamentöse Einwirkung, z.B. Hämorrhoiden veröden oder wegschneiden oder Ekzeme mit stark wirkenden Salben behandeln, also die Symptome der Krankheit entfernen, ist die Krankheit nicht besiegt.

Die Krankheit sitzt ja im Zentrum, man hat nur das Resultat des Krankheitsgeschehens beseitigt. Die Fehlfunktion der Lebenskraft ist damit nicht aufgehoben. Die Krankheit kann sich weiter ausbreiten und an anderen Teilen des Organismus neue Schäden anrichten.

Echte Heilung ist folglich nur durch die Harmonisierung der Lebenskraft möglich. Homöopathische Arzneimittel beeinflussen die Lebenskraft, regen die Selbstheilungskräfte des Kranken an, bringen ihn wieder ins Gleichgewicht und stärken somit die Lebenskraft. Der Mensch wird unterstützt, sich selbst zu heilen.

Individualität
Jeder Mensch ist anders

Ein sehr wichtiger Grundsatz in der klassischen Homöopathie ist die Ansicht, dass jeder Mensch ein einzigartiges Wesen ist. Die individuelle Betrachtung des Patienten ist die wichtigste Grundlagenarbeit des Homöopathen. Immer ist es der einzelne, unverwechselbare Mensch, der behandelt wird. Er erkrankt auf seine ganz spezifische Weise und produziert seine ganz persönlichen Krankheitssymptome. Somit muss für ihn das passende Arzneimittel gefunden werden, das durch kein anderes ersetzt werden kann. Dabei ist es für den Homöopathen weniger wichtig, welche Krankheit der Patient hat, sondern wie sich die betreffende Krankheit beim Patienten äussert.

Nehmen wir zur Verdeutlichung das weit verbreitete Leiden „Kopfschmerz“. Der eine Patient hat einen punktförmigen Schmerz über der Nasenwurzel, ein zweiter klagt über pulsierende Schmerzen auf der Stirn und ein weiterer hat dumpfe Schmerzen im Hinterkopf.

Eine wichtige Rolle spielen auch die Umstände, unter denen sich die Beschwerden verbessern und verschlimmern. Der eine Patient fühlt sich bei Kopfschmerzen besser mit Wärme, der andere besser mit kühlen Umschlägen und wenn er mit den Fingern auf die schmerzhafte Stelle presst. Beim dritten werden die Beschwerden beim Liegen im Dunkeln gelindert und verschlimmern sich bei grellem Licht.

Die Ursache einer Erkrankung muss ebenfalls eingehend studiert werden. Der erste Patient wurde auf einer Wanderung von einem Gewitter überrascht. Er hat sich dadurch stark erkältet, und in der Folge bildete sich eine Sinusitis (Nebenhöhlenentzündung) aus. Der andere war zu lange an der Sonne. Auch psychische Auslöser sind in Betracht zu ziehen, Kummer, Sorgen, finanzieller Verlust, Eifersucht, Stress etc.

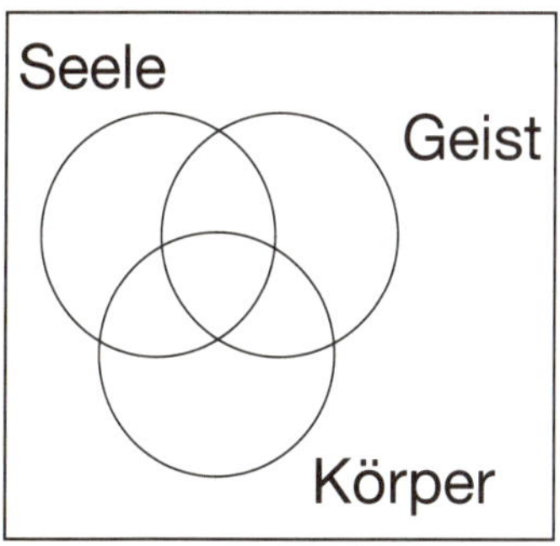

Graphik: Peter Grollmann

Die Homöopathie versteht den Menschen als eine Einheit von Körper, Seele und Geist. Eine Trennung dieser Ganzheit ist unmöglich. Aus diesem Grund spielt der Charakter und Gemütszustand des Patienten eine sehr wichtige Rolle. Der eine ist introvertiert, hat alles im Griff, überspielt seine Gefühle, wirkt unnahbar und blockiert. Ein anderer ist launisch, aggressiv, impulsiv. Von Zurückhaltung und Nächstenliebe keine Spur. Man weicht ihm am besten aus.

Frühere Gesundheitsstörungen, Krankheiten in der Familie und andere Details liefern ebenfalls wertvolle Hinweise zur Mittelfindung (s. Kapitel Fallaufnahme).

Der klassische Homöopath sucht nun unter Zuhilfenahme dieser individuellen Symptome nach einem Mittel, das auf den Patienten abgestimmt ist. Bei jedem Patienten wird neu unter Einsatz von Wissen und Einfühlungsvermögen das zum Patienten passende Medikament gesucht.

Er verschreibt also kein Mittel, das mit einem Krankheitsnamen (z.B. Kopfschmerz) beschriftet ist, sondern sucht ein Mittel, das auf den Gesamtzustand des Patienten passt. So können 10 Patienten, die alle an derselben Krankheit (z.B. Kopfschmerz) leiden, je nach der individuellen Symptomatik des einzelnen, durchaus 10 verschiedene Medikamente erhalten.

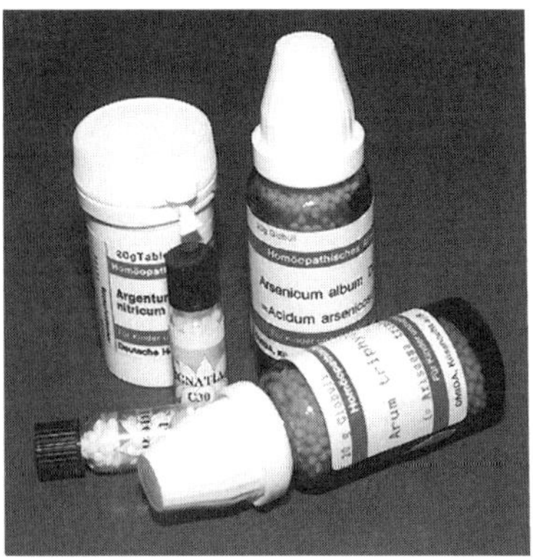

Homöopathie - Allopathie ganz verschiedene Grundgedanken

Der Homöopathie und Allopathie (Schulmedizin) liegt ein völlig anderes Verständnis von Gesundheit und Krankheit zugrunde. In den vorhergehenden Kapiteln haben wir diese Gedanken aus homöopathischer Sicht erklärt. Wie bereits erwähnt, wird in der Homöopathie Krankheit gleichgesetzt mit Verstimmung der Lebenskraft, Gesundheit mit Rückkehr zur Harmonie der Lebenskraft.

In der Schulmedizin hingegen werden die Krankheitssymptome als die Krankheit selbst angesehen. Wenn z.B. ein Geschwür operiert wird, gilt der Patient anschliessend als gesund. Treten nach der Operation an einem anderen Organ neue Beschwerden auf, so wird dies als neue Krankheit betrachtet, und keiner macht sich Gedanken, es könnte ein Zusammenhang mit der ersten Operation bestehen.

Ein Hautausschlag, der nach der Anwendung einer Salbe verschwunden ist, gilt als geheilt. Für die Allopathie muss eine Krankheit messbar, sichtbar, also unter Zuhilfenahme von Labor, Mikroskop, Röntgen, Ultraschall, Computer-Tomographie etc. erkennbar sein. Sobald die Werte wieder der Norm entsprechen und die krankhaften Zeichen verschwunden sind, gilt der Patient als geheilt.

Das eigentliche Befinden des Patienten ist weniger wichtig, denn es lässt sich nicht messen und nicht objektiv sichtbar machen.

In der Homöopathie sind diese sichtbaren Krankheitszeichen jedoch immer nur das Resultat einer inneren Störung und Erkrankung. Die eigentliche Erkrankung liegt tiefer, nämlich in der Störung der Lebenskraft und ist somit unsichtbar.

Im allopathischen Denken sind Bakterien, Viren, Pilze und sonstige Mikroben die Ursache einer Erkrankung und müssen radikal mit Antibiotika oder Antimykotika abgetötet werden.

Die Homöopathie hingegen ist der Ansicht, dass sich nur in einem schwachen Menschen fremde Keime einnisten und Schaden anrichten können. Die Abwehrkraft des Organismus muss gestärkt werden, und der Mensch wird von Krankheit weitgehend verschont bleiben. Homöopathie tötet keine Bakterien oder Pilze, sondern stärkt den Menschen, damit er nicht mehr anfällig ist.

Die Homöopathie ist nicht gegen lebenserhaltende Operationen oder gegen die Notfall- oder Unfallmedizin, die besonders bei Unfällen und in der Geburtshilfe wertvolle Dienste leisten. Ein gebrochenes Bein kann man homöopathisch nicht heilen, es muss gerichtet und geschient werden. Man kann aber den Heilungsprozess mittels Homöopathie beschleunigen.

Es gibt in der Heilkunde rein mechanische Probleme, vor allem bei lange bestehenden Krankheiten, z.B. Wucherungen, die durch ihre grosse Ausbreitung die Organfunktionen stark beeinflussen oder sogar verhindern. Die Chirurgie ist also keineswegs zu entbehren, besonders wo mechanische Hindernisse eine Operation nötig machen.

Die Chirurgie heilt jedoch keine Krankheit, sondern beseitigt nur die Folgen einer Erkrankung, die vielleicht hätte verhindert werden können, wenn man rechtzeitig mit einer homöopathischen Behandlung begonnen hätte. Oft wird jedoch zu früh operiert, dies häufig zum Nachteil des Patienten.

In den letzten Jahrzehnten haben sich immer wieder Operationen durchgesetzt, die wie eine Modeströmung durch die Länder zogen. Über Jahre wurde allen Kindern, ob sie nun immer wieder starke Anginen hatten oder nicht, die Mandeln entfernt. Noch vor wenigen Jahrzehnten mussten in der Schweiz (!) in gewissen Berufsständen vor Stellenantritt aus Sicherheitsgründen die Tonsillen (Mandeln) entfernt werden. Dadurch wollte man verhindern, dass der Beamte an einer Angina erkrankte und dabei andere Berufskollegen anstecken konnte.

Aber nicht nur Tonsillen, auch andere Organe wurden und werden immer wieder unnötigerweise entfernt, z.B. die Gebärmutter. In der Bundesrepublik Deutschland hat heute etwa jede dritte Frau, die älter als 40 Jahre ist, keine Gebärmutter mehr. Bei Frauen nach den Wechseljahren steigt die Zahl sogar auf 53% an, und in der Schweiz sind gemäss Krebsregister Zürich 1994 ein Drittel aller 50- bis

70jährigen Frauen davon betroffen. Wer sich näher darüber informieren möchte, dem sei das Buch von Eva Schindele “Pfusch an der Frau“ empfohlen.

In der Allopathie bekommt jeder Patient mit einem bestimmten Leiden ein gleichartiges Medikament, z.B. bei Schmerzen ein Schmerzmittel, bei Rheuma ein Rheumamittel, bei Heuschnupfen ein Antiallergikum, bei Hautausschlag Cortison etc. In der Homöopathie wird ein Mittel nach den individuellen Symptomen des Patienten verabreicht. (Siehe Kapitel Individualität).

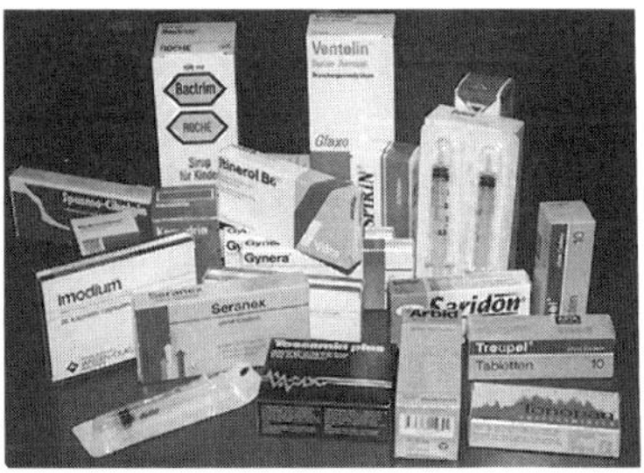

Die Homöopathie betrachtet den Menschen als eine Einheit, eine nicht trennbare Ganzheit von Körper, Seele und Geist. Es wird immer die Gesamtheit behandelt, nicht nur einzelne Teile.

In der Allopathie wird immer mehr spezialisiert. Ein Herzkranker wird zum Cardiologen überwiesen, bei Magen-Darmstörungen tritt der Internist in Aktion usw. Die Forschung geht immer weiter, und dadurch entwickelt sich immer mehr ein Spezialistentum. Bei dieser Suche nach dem Einzelnen besteht die Gefahr, dass der Mensch in seiner Gesamtheit vergessen geht.

Ziel der homöopathischen Behandlung ist nicht, ein Symptom auf direktem Weg zu beseitigen oder zu unterdrücken, sondern die Lebenskraft zu stärken und zu harmonisieren. Der Organismus wird somit in die Lage versetzt, die Krankheit selbst zu besiegen.

In der Allopathie will man die Symptome so schnell wie möglich entfernen, dann gilt der Patient als geheilt.

Wie Sie sicher feststellen, sind die grundlegenden Gedanken dieser beiden Therapien total verschieden. Aus diesem Grund wird die Homöopathie oft bekämpft, weil ihre Gesetze nach schulmedizinischen Gesichtspunkten nicht verstanden und erforscht werden können.

Homöopathische Arzneimittel und ihre Potenzierung

In der Homöopathie werden Substanzen aus Pflanzen, z.B. Bärlapp (Lycopodium), Tollkirsche (Belladonna), Küchenschelle (Pulsatilla), verwendet. Auch Produkte aus dem Tierreich liefern wertvolle Medikamente, z.B. Bienengift (Apis), Ameisengift (Formica rufa). Metalle wie Kupfer (Cuprum metallicum), Gold (Aurum metallicum), Eisen (Ferrum metallicum) finden ebenso Anwendung wie Mineralien, z.B. Kalk (Calcium carbonicum), Kieselsäure (Silicea), Magnesiumphosphat (Magnesium phosphoricum). Auch durch Krankheiten produzierte Stoffe, sogenannte Nosoden, werden angewendet.

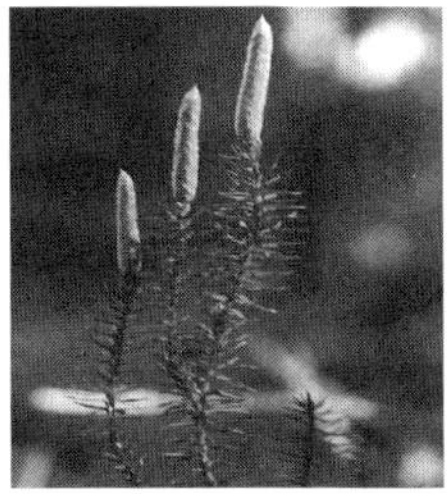
Lycopodium

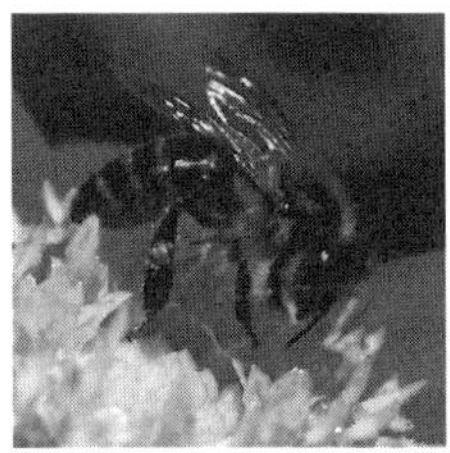
Apis

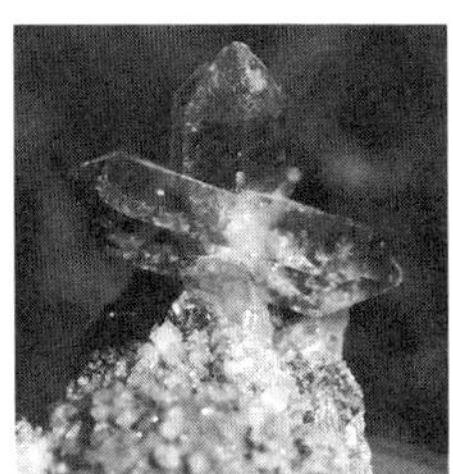
Silicea

Da Hahnemann bei seinen Arzneien auch viele giftige Stoffe verwendete, begann er diese zu verdünnen. Er stellte jedoch bald fest, dass er nicht zu weit verdünnen durfte, da sonst die Mittel ihre Wirkung verloren. Aus diesem Grund

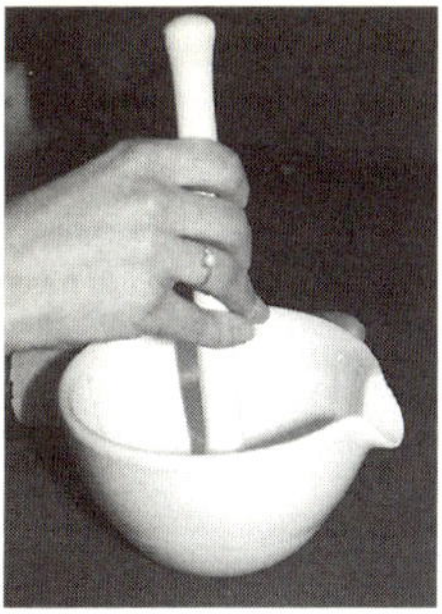

Verreibung in Reibschale

begann er seine Arzneien stufenweise mit Alkohol zu verdünnen und zu verschütteln. Bei festen und unlöslichen Substanzen, z.B. Gold, Eisen, Quarz, verrieb er diese im Mörser und verdünnte sie schrittweise mit Milchzucker.

Die stufenweise Verdünnung nennt man Potenzierung (Kraftentfaltung). Hahnemann entdeckte, dass bei vielen Substanzen die Heilkraft erst durch die Potenzierung freigesetzt wurde. So ist z.B. unpotenziertes Petroleum als Heilmittel völlig unbrauchbar. Es einzunehmen wäre sogar wegen seiner Giftigkeit gefährlich. Wird es jedoch potenziert, entfaltet es seine Heilwirkung und wird ein wertvolles Medikament z.B. bei Reisekrankheit, Hautproblemen oder Kopfschmerzen.

Es gibt verschiedene Potenzen. Hahnemann verwendete am Anfang die sogenannten C-Potenzen (Centesimalpotenzen). Sie werden wie folgt hergestellt:

1 Teil Ausgangssubstanz wird mit 99 Teilen Alkohol verdünnt und verschüttelt. Dies ergibt die Potenz C1. Von dieser C1 wird wiederum 1 Teil mit 99 Teilen Alkohol verdünnt und verschüttelt; somit erhalten wir eine C2, etc.

Erfolgt die Verdünnung in 10er Schritten, d.h., 1 Teil Ausgangssubstanz wird mit 9 Teilen Alkohol verdünnt und verschüttelt, dann spricht man von

D-Potenzen (Dezimalpotenz). Sie werden vor allem in Deutschland angewendet.

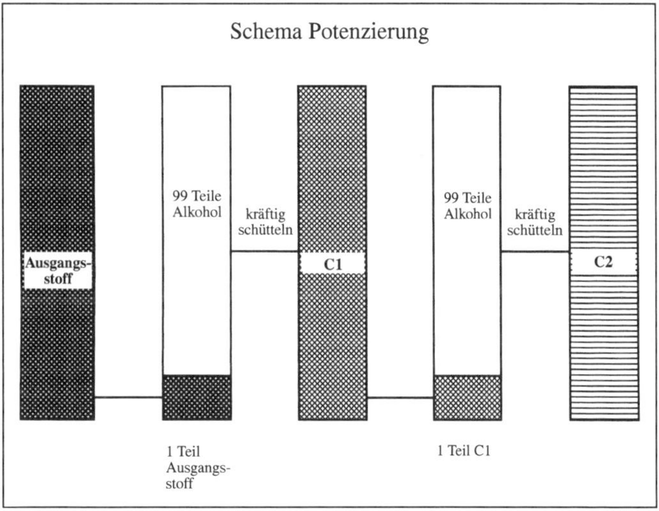

Graphik: Peter Grollmann

Im homöopathischen Arzneimittelbuch (HAB) sind die genauen Herstellungsvorgänge der einzelnen Arzneimittel beschrieben. Die Anweisungen entsprechen heute noch in den wesentlichsten Punkten den Vorschriften Hahnemanns.

Hahnemann entwickelte in seinen letzten Lebensjahren in Paris noch die LM-Potenzen, auch Q-Potenzen genannt. Hier betragen die Verdünnungsschritte ca. 1:50'000.

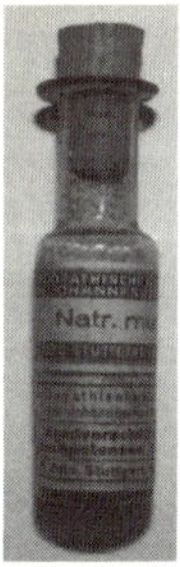

Die potenzierten Arzneimittel enthalten ab C12 oder D23 kein Molekül des ursprünglichen Arzneistoffes mehr. Es wurde lediglich die Information des Heilmittels auf den Trägerstoff Alkohol oder Milchzucker übertragen. Diese Information ist labormässig nicht erfassbar.

Chemisch lässt sich nur die Trägersubstanz analysieren. Daher wird in der Wissenschaft auch behauptet, ein homöopathisches Mittel über einer D23 könne keine Wirkung haben, da es ja keine Moleküle des Ausgangsstoffes mehr enthalte.

Dass die homöopathischen Mittel jedoch wirken, ist unbestritten. Kürzlich wurde sogar im wissenschaftlichen Magazin „Lancet“ eine Studie von schottischen Forschern der Universität Glasgow veröffentlicht, die dies aufgrund von Patientenstudien eindeutig belegt[1]. Diese Studie konnte selbst von Gegnern der Homöopathie nicht widerlegt werden.

Zum besseren Verständnis der Wirksamkeit homöopathischer Mittel ein Beispiel: Sie halten unser Buch in der Hand und lesen im Moment diese Zeilen. Unsere Gedanken haben wir zu Papier gebracht. Das Papier, auf dem wir die Informationen geschrieben haben, ist der Informationsträger. Wird nun dieses Buch chemisch analysiert, hat man lediglich den Informationsträger untersucht und in seine Bestandteile zerlegt. Bei dieser Analyse wäre aber das

[1] Tagesanzeiger vom 6.4.1995

Wichtigste verloren gegangen, nämlich die Information, die auf dem Papier war. Sie lässt sich mit keiner Methode nachweisen.

Oder Sie nehmen eine Video- oder Tonbandkassette und wiegen sie. Nun bespielen Sie die Kassetten und wiegen Sie erneut. Sie werden feststellen, dass das Gewicht auch bei den bespielten Kassetten das gleiche ist wie bei den unbespielten, obwohl Informationen darauf gespeichert sind. Natürlich sind dies nur Versuche einer Erklärung, und wie jedes Denkmodell lässt es sich nicht 100%ig übertragen. Es gibt heute in vielen Bereichen Phänomene, die sich wissenschaftlich nicht erklären lassen. Dies bedeutet jedoch nicht, dass sie nicht existieren.

Die homöopathischen Mittel sind immaterielle, dynamisierte Heilmittel. Wie wir bereits erwähnt haben, ist Krankheit eine dynamische Verstimmung des Organismus. Diese kann nur mit dynamischen Heilmitteln wieder ins Gleichgewicht gebracht werden. Das homöopathische Arzneimittel berührt die geschwächte Lebenskraft und löst den Heilungsvorgang aus.

Die Arzneimittelprüfung

Die sogenannte Arzneimittelprüfung ist ein wichtiger Grundstein der Homöopathie. Sie ist sehr aufwendig und erfolgt noch heute weitgehend nach den Vorschriften Hahnemanns. Es wird geprüft, welche Symptome eine Arznei erzeugt und damit auch heilen kann.

Eine Gruppe gesunder Menschen beiderlei Geschlechts nimmt in regelmässigen Abständen das zu prüfende Mittel ein. Selbstverständlich wissen diese Personen nicht, um welche Substanz es sich handelt. Jede darauffolgende Befindensveränderung wird aufgeschrieben und protokolliert.

Alle Abweichungen des körperlichen und seelischen Zustandes sind wichtig. Die Empfindungen sind sehr genau zu notieren. Z.B.: „Gleichgültigkeit gegenüber der Familie; träumt von lustigen Sachen; ins linke Bein ausstrahlende, ziehende Rückenschmerzen, die sich durch Kälte und Bewegung bessern; stechende Schmerzen im linken Knie wie mit Nadeln....“

Tierversuche sind für die Arzneimittelprüfung unbrauchbar, weil Tiere Empfindungen und Gemütszustände nicht äussern können. Ausserdem reagieren sie nicht in der gleichen Weise auf Medikamente wie Menschen. Es sind also keine tierquälerischen Experimente nötig, um Rückschlüsse auf die Wirksamkeit der Medikamente ziehen zu können, sondern der gesunde Mensch stellt sich, wie oben beschrieben, zur Arzneimittelprüfung zur Verfügung.

Am Schluss der Prüfung werden die Beobachtungen gesammelt und ausgewertet. Die Ergebnisse werden zum sogenannten Arzneimittelbild zusammengestellt. Das Arzneimittelbild wird ergänzt durch klinische Beobachtungen und Erfahrungen mit den betreffenden Substanzen aus der Anwendung beim Kranken.

Die Ergebnisse all dieser Forschung werden in der „Materia Medica Homöopathica“ zusammengefasst. Sie ist die umfassendste Sammlung von Arzneimitteln, die wir kennen.

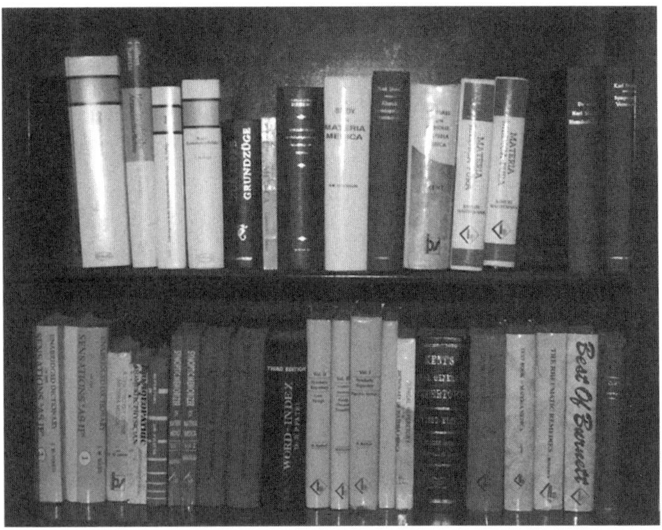

Materia Medica

Dosierung homöopathischer Mittel

Oft ist der Patient erstaunt, wenn er nur ein paar Globuli erhält, die er am nächsten Morgen nüchtern einnehmen soll. Er fragt nach, ob denn das genüge, er habe ja erst in drei Monaten wieder einen Termin.

In der klassischen Homöopathie wird die Dosierung auf ein Minimum beschränkt. Um die Lebenskraft zu beeinflussen, genügt ein einzelner Impuls. Wiederholt man das Mittel zu früh und zu oft, wird der harmonische Heilungsablauf gestört. Man muss dem Mittel Zeit zu einer Reaktion geben. Zu häufige Wiederholung bringt die Lebenskraft in Unruhe und in weitere Disharmonie.

Betrachten wir zur Verdeutlichung eine Pendeluhr. Die Uhr ist stehengeblieben. Wir ziehen die Gewichtssteine auf, versetzen dem Pendel einen Stoss, und es schwingt rhythmisch hin und her. Berührt man nun nach kurzer Zeit das Pendel erneut, so gerät es in Unruhe und nach kurzer Zeit bleibt die Uhr stehen. Solange etwas in Bewegung ist, braucht es keine zusätzliche Krafteinwirkung, sonst gerät das Ganze in falsche Bahnen.

Es ist ein weit verbreiteter Irrtum, dass ein homöopathisches Mittel auf keinen Fall schaden könne. Nimmt jemand über längere Zeit dasselbe homöopathische Mittel ein, besteht die Gefahr der ungewollten

Arzneimittelprüfung, d.h., der Patient produziert Symptome des Medikamentes, das er zu Heilzwecken einnimmt.

Neulich kam ein junger Mann mit einer vom Arzt diagnostizierten Lungenentzündung in die Praxis. Zuvor hatte er von einem sogenannten „Homöopathen“ über Wochen die homöopathischen Mittel Tuberkulinum und Luesinum im Wechsel in Hochpotenzen erhalten und leider auch eingenommen.

Der Patient wurde aufgeklärt, dass er wohl die Symptome einer Lungenentzündung habe, diese jedoch aufgrund des homöopathischen Arzneimittelmissbrauches entstanden sei und er mitten in einer homöopathischen Arzneimittelprüfung stehe.

Eine Gabe Sulfur C200 (ein häufig angewendetes Mittel bei Arzneimittelmissbrauch), und zwei Tage später waren die Beschwerden vorbei. Beizufügen ist noch, dass er zuvor noch nie Lungenprobleme, geschweige denn eine Lungenentzündung gehabt hatte.

Je höher die Potenz, desto tiefgreifender und anhaltender die Wirkung und um so weniger muss die Arzneigabe wiederholt werden. Die Hochpotenzen haben eine Depotwirkung. Sie wirken über Monate. Meistens werden sie als Streukügelchen (Globuli) verabreicht. Bei akuter Erkrankung ist es manchmal sinnvoll, diese in Wasser aufzulösen und schluck-

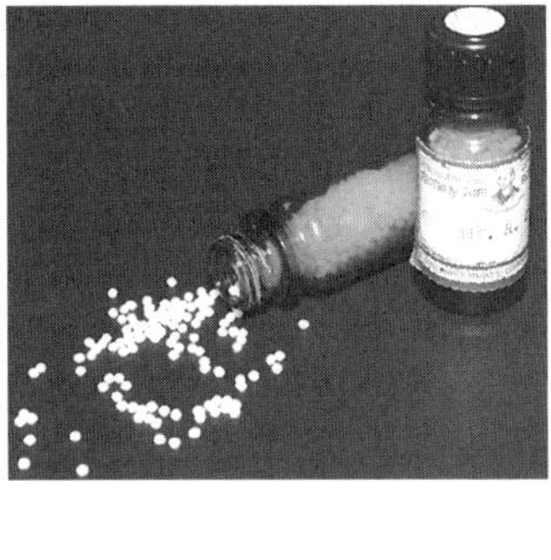

weise zu trinken. Ihr Homöopath wird Sie darüber informieren. Die LM-Potenzen werden meistens in

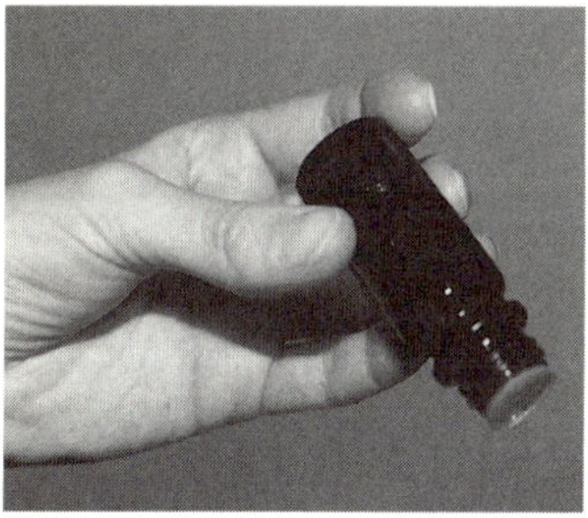

Tropfenform verabreicht. Sie werden in der Regel häufiger eingenommen als die C- und D-Potenzen.

Bei sehr tiefen Krankheitsstörungen mit einer stark geschwächten Lebenskraft werden tiefere Potenzen verabreicht, da eine Mittelreaktion sonst den Organismus überfordern könnte.

Einzelmittel - Komplexmittel

Das richtige homöopathische Mittel zu finden, ist die eigentliche Kunst des Homöopathen. Dazu braucht es viel Wissen, Zeit, Geduld und Erfahrung. Homöopathie kann man nicht nebenbei anwenden, und ein rein nach klassischen Gesichtspunkten arbeitender Homöopath wird keine anderen Therapieformen anwenden. In den letzten Jahren wurde der Begriff „Homöopathie" leider allzu oft für verschiedene Therapieformen missbräuchlich verwendet. Früher hiess es: „Ich gehe zum Heilpraktiker." Heute heisst es eben: „Ich gehe zum Homöopathen."

Wenn der Behandler einem ins Auge schaut, also Irisdiagnostik betreibt, und daraus unsere Beschwerden und Veranlagung ersehen will, phytotherapeutische (pflanzliche), spagyrische Essenzen oder Bachblüten verschreibt, dann hat das nichts mit klassischer Homöopathie zu tun, sondern es handelt sich um andere Heilverfahren.

Einige Therapeuten wollen den anstrengenden Weg, das richtige Mittel zu finden, abkürzen. Seit jeher hat man deshalb versucht, die Homöopathie zu vereinfachen. Auch deshalb, weil man sie dann besser vermarkten kann. Seit einigen Jahren ist es Mode, dass mit elektronischen Geräten, z.B. Bioresonanz, Pendel und anderen Hilfsmitteln wie Muskelfunktionstests, versucht wird, das richtige Mittel auszutesten. Der Griff hinter den Ladentisch und innert 2 Minuten ein Mittel abgeben, kann nicht als seriös bezeichnet werden, da eine intensive Befragung unerlässlich ist. In diesem Fall werden Mittel nach Krankheitsnamen abgegeben, und die Gesetze der klassischen Homöopathie (Individualiät, Einzelgabe etc.) werden dabei ausser acht gelassen. So auch bei den Komplexmitteln.

Die Problematik der Komplexmittel ist jedem klassischen Homöopathen ein Dorn im Auge. Hahnemann, Kent, Allen, Hering und wie alle grossen Homöopathen heissen, würden sich im Grabe umdrehen, wenn sie wüssten, was mit ihrem Erbe geschehen ist!

Was versteht man unter homöopathischen Komplexmitteln? Wie der Name bereits sagt, handelt es sich um Mischungen verschiedener homöopathischer Substanzen. Es werden zwischen 2 und 30 (!) Mittel in unterschiedlichen Potenzen gemischt. So wird z.B. ein Fiebermittel aus verschiedenen, besonders häufig bei Erkältungen, Entzündungen und Fieber gebrauchten Substanzen zusammengestellt. Man hofft dann, dass eines dieser Mittel schon das richtige sein werde.

Komplexmittel wirken in der Praxis wenig überzeugend. Wie soll der Organismus wissen, auf welche Information er nun reagieren soll? Betrachtet man die Wirkungsweise dieser einzelnen Substanzen in einem Komplexmittel, so sieht man oft, dass sie sich gegenseitig in ihrer Wirkung aufheben und auch unterdrückend wirken.

In der Praxis zeigt sich, dass die Behandlung erschwert wird, wenn über lange Zeit Komplexmittel eingenommen wurden. Der Körper hat seine Reaktionsfähigkeit durch eine solche Informationsflut, wie sie die Komplexmittel darstellen, eingebüsst.

Ein weiteres Argument gegen Komplexmittel ist, dass mit diesen Mischungen keine Arzneimittelprüfung am Gesunden stattgefunden hat. Wie soll man nun wissen, wie dieses Gemisch auf den Menschen wirkt? Man weiss aus der Chemie, dass eine Mischung von zwei und mehreren Substanzen eine ganz andere Wirkung haben kann als jeder einzelne Ausgangsstoff für sich alleine.

Wir wissen nicht, wie die Wirkung von mehreren Medikamenten oder die Wechselwirkung zwischen ihnen ist. Wir wissen aber um die Wirkung eines einzelnen Arzneimittels, da dieses am gesunden Menschen geprüft wurde.

Es kann nur ein einziges passendes homöopathisches Mittel die Heilung in Gang bringen. Somit ist auch die anthroposophische Medizin nach Rudolf Steiner wie auch die Biochemie nach Schüssler keine klassische Homöopathie, da bei beiden Therapieformen in der Regel gleichzeitig verschiedene homöopathische Mittel zur Anwendung gelangen.

Akute und chronische Krankheiten

In der homöopathischen Behandlung unterscheidet man zwischen akuten und chronischen Erkrankungen. Bei akuten Erkrankungen hat die Lebenskraft des Erkrankten in der Regel die Möglichkeit, die akute Situation aus eigener Kraft zu überwinden. Ist sie überstanden, stellt sich die Gesundheit meistens innert kurzer Zeit von selbst wieder ein.

Mit dem richtig gewählten homöopathischen Mittel können akute Krankheiten wie Angstzustände, Augenentzündungen, Insektenstiche, Durchfall, Erbrechen, Husten, Erkältung, Fieber, Hals- und Ohrenschmerzen, Prüfungsangst, Reisekrankheit, Erschöpfungszustände, Sonnenbrand, Zahnen der Kinder etc. innert Kürze geheilt werden.

Auch bei Verletzungen wie Bänderzerrungen, Bluterguss, Verstauchungen, Quetschungen etc. werden homöopathische Mittel erfolgreich angewendet. Nicht nur oberflächliche, sondern auch schwere Verletzungen, die medizinisch behandelt werden müssen, können zur Unterstützung des Heilungsprozesses mit Akutmitteln behandelt werden.

Ganz anders verhält sich die Lebenskraft bei chronischen Erkrankungen. Typisch sind hier wiederkehrende, erfolglose Anstrengungen des Organismus, die Gesundheit wieder herzustellen. In den seltensten Fällen heilen sie von alleine.

Die eigentliche Stärke der Homöopathie ist die Behandlung von chronischen Krankheiten der Psyche sowie des Körpers, z.B. Kopfschmerzen, Schwindel, Muskel- und Gelenkschmerzen, Allergien, Atemwegserkrankungen, Mittelohrentzündungen, Tubenkatarrh, Rückenbeschwerden, Herz-Kreislaufprobleme, Erkältungen, Kiefer- und Stirnhöhlenentzündungen, Hautkrankheiten, Magen-Darmbeschwerden, Heuschnupfen, Nieren-Blasenbeschwerden etc. Auch Entwicklungs- und Verhaltensstörungen bei Kindern lassen sich sehr gut behandeln.

Mittels einer Konstitutionstherapie wird ein homöopathisches Medikament, das Konstitutionsmittel, welches dem Verhalten und der Persönlichkeit sowie der Gesamtheit der Symptome des Patienten am ähnlichsten ist, verabreicht.

Bei der akuten wie auch bei der chronischen Erkrankung ist die Lebenskraft verstimmt. Die Selbstheilungskraft sucht entlastende Wege über den Körper und die Ausscheidungsorgane.

Werden nun diese Ausscheidungs- und Reinigungsvorgänge wie Hautausschläge, Durchfälle, Erbrechen, Schweissausbrüche, Fieber, Nasenausfluss oder Auswurf mit Medikamenten behandelt und somit unterdrückt, kann sich aus einer akuten Erkrankung eine chronische entwickeln, da die Lebenskraft daran gehindert wurde, die Krankheit an die

Oberfläche des Körpers zu bringen. Der Organismus kann somit nicht gesunden. Die Krankheit „wuchert“ nun in tieferen Schichten. Waren es früher Schweissausbrüche oder Erkältungen, leidet der Patient später z.B. an einem bronchialen Asthma, Gelenkbeschwerden, Kreislaufstörungen, Schwindel, psychischer Verstimmtheit etc.

Die miasmatische Belastung

Was ist darunter zu verstehen? Zu Beginn ein Beispiel: Ihr Kind hat jeden Winter über Wochen starken Husten. Es schlägt ihm nicht nur auf die Bronchien, der Infekt verlagert sich auch auf die Ohren. Tubenkatarrh oder Mittelohrentzündung werden diagnostiziert und natürlich mit den entsprechenden Medikamenten behandelt. Sie haben von den ständigen Antibiotikagaben genug und wechseln zu einem homöopathisch arbeitenden Arzt.

Im darauffolgenden Herbst wird nun der obligate wiederkehrende Husten, bevor er in einer Bronchitis endet, mit einem entsprechenden homöopathischen Mittel behandelt. Einige Tage später ist der Spuk vorbei, und das Kind erfreut sich bester Gesundheit. Doch schon bahnt sich die nächste Erkältung an. Erneut zum Arzt, der die akute Erkrankung wieder homöopathisch therapiert.

Der kleine Patient wurde so von tiefergreifenden Krankheiten verschont, seine immer wiederkehrenden Ohrschmerzen konnten mit entsprechenden homöopathischen Arzneimitteln erfolgreich behandelt werden, und er wurde von weiteren Antibiotikagaben verschont. Doch es stellt sich die Frage, warum die Erkältungen immer wieder auftreten und sich erneut zu einer Ohrenentzündung entwickeln. Der Grund liegt darin, dass der Patient noch nicht vollständig geheilt ist, da seine Anfälligkeit weiter besteht.

Dieses Beispiel soll Ihnen zeigen, dass es sich hier um eine tiefere Störung handelt, d.h., der Organismus ist geschwächt, und die Selbstheilungskräfte reichen nicht aus, den Patienten gesund zu erhalten.

Auch die richtig gewählten homöopathischen Mittel, die auf die Akuterkrankung abgestimmt waren, haben nicht zu einer vollständigen Heilung geführt. Die Grundschwäche, die Erkältungsanfälligkeit besteht weiterhin.

Weshalb erkrankt ein Mensch nach einem richtig gewählten homöopathischen Mittel immer wieder an derselben Krankheit? Warum hält der Gesundheitszustand nur kurze Zeit an?

Mit diesen Fragen beschäftigte sich Hahnemann 12 Jahre lang und entdeckte, dass eine tiefe, vererbte oder anerworbene Störung (z.B. durch unterdrückende Behandlungen) die Ursache dieser Schwäche ist. Er nannte diese dynamische Störung „Miasma“. Dieses Miasma stellt eine Schwäche des Menschen dar, welche die Türe für Krankheiten öffnet.

Mit dem Beispiel im vorherigen Kapitel sollte verdeutlicht werden, dass die homöopathischen Akutmittel wohl die Symptome beseitigen, aber die Krankheit nicht an ihrer Wurzel erfassen. Solange man nur an der Oberfläche behandelt, also auf die gegenwärtigen körperlichen Symptome eingeht, kann man das viel tiefer liegende Miasma nicht erreichen.

Es ist, wie wenn man an einem Obstbaum die verdorrten Äste abschneidet, die am Baum verfaulten Früchte entfernt und jedes Jahr von neuem erstaunt ist, dass der Baum immer weniger gesunde Früchte trägt und langsam abstirbt.

Was ist die Ursache, dass der Baum erkrankt? Wir sehen verfaulte Wurzeln, eine veränderte Bodenqualität und dass ihm geeignete Nahrung fehlt. Er ist von der Wurzel her krank.

So ist es auch beim Menschen. Die Ursache liegt in der Tiefe, in der Wurzel und nicht in der Peripherie.

Hahnemann entdeckte und entwickelte tiefer wirkende homöopathische Mittel, die die Fähigkeit haben, in die miasmatische Belastung einzugreifen. So hat nun der nach miasmatischen Gesichtspunkten arbeitende Homöopath die Möglichkeit, auch ganz tief verwurzelte Schwächen (z.B. Vererbungen) erfolgreich zu therapieren.

In einer Konstitutionstherapie unter Berücksichtigung der miasmatischen Belastung wird der Patient in seiner Gesamtheit betrachtet. Dabei ist das Erfassen der eigenen Krankheitsgeschichte und speziell derjenigen der Vorfahren von grösster Bedeutung. (Siehe Kapitel Fallaufnahme).

Hahnemann ordnete alle Krankheiten, akute wie auch chronische, und die Charaktereigenschaften des Menschen in miasmatische Gruppen. Er nannte die Grundform aller Erkrankungen die „Psora“. Daraus entwickelte sich die Sykose und das syphilitische

Miasma. In späteren Jahren kam noch das tuberkulare Miasma hinzu.

Das Thema der Miasmen ist sehr komplex und sollte in diesem Kapitel nur kurz angesprochen werden. Zur Vertiefung führen wir am Schluss des Buches weiterführende Literatur an.

Unheilbare Krankheiten

Keine Heilmethode, auch nicht die Homöopathie, kann Wunder vollbringen. Patienten, die seit Jahren schwerste Leiden erdulden, sich vielen Operationen unterziehen mussten und nur mit starken Medikamenten ein halbwegs lebenswertes Leben führen können, kann sicherlich mit der Homöopathie und auch mit anderen Heilmethoden keine vollständige Heilung gebracht werden. Der Organismus ist nicht in der Lage, stark deformierte Gelenke, wie wir sie bei der Arthrose und Polyarthritis kennen, unter Zuhilfenahme eines homöopathischen Mittels zu regenerieren.

Für einen Diabetiker, der seit Jahren auf Fremdinsulin angewiesen ist, gibt es keinen homöopathischen Ersatz. Ein Organ, das seit Jahren keine Funktion mehr ausübt, kann nicht wieder aktiviert werden. Die Bauchspeicheldrüse ist verkümmert, und kein Mittel kann sie wieder funktionstüchtig machen. Durch jahrelange Medikamentation können in der Folge auch Organschäden auftreten, die ebenfalls schwierig zu heilen sind.

Der therapeutische Ansatz in der Homöopathie besteht darin, dem Schwerkranken eine Linderung zu verschaffen und ihn in seinen schweren Stunden zu begleiten, dass er ruhiger wird, weniger Schmerzen hat und dass er seine Lebenssituation besser akzeptieren kann. Durch Stärkung des Lebenswillens und der Lebenskraft können oft Medikamente reduziert und Begleitsymptome zum Verschwinden gebracht werden.

Z.B. Frau H., 50 Jahre alt, litt seit Jahren an Polyarthritis und war auf die tägliche Einnahme von Cortison angewiesen. Zudem hatte sie Diabetes, und der erhöhte Blutzuckerspiegel wurde medikamentös behandelt. „Seit wann haben Sie erhöhte Zuckerwerte?“ „Vor einigen Monaten hatte ich einen starken Rheumaschub. Die Cortisondosis musste erhöht werden, und kurze Zeit später erhielt ich noch ein zusätzliches Medikament gegen den Zucker.“

Wir müssen uns immer bewusst sein, welche Krankheit wir vor uns haben und was überhaupt heilbar ist, denn blinde Heilversprechen sind völlig fehl am Platz. Dieser Frau konnte homöopathisch und mit einer Ernährungsumstellung dahingehend geholfen werden, dass ihr behandelnder Arzt bei der nächsten Kontrolle feststellte, dass die Zuckerwerte wieder normal waren. Die zusätzliche Medikamentation wurde abgesetzt und die Cortisondosis reduziert.

Weitere Faktoren, die einer Heilung im Wege stehen oder diese erschweren, sind stark belastende familiäre Situationen, aus denen man sich nicht befreien kann, oder schlechte Lebensgewohnheiten, die der Patient nicht aufgeben kann oder will, wie krasse Ernährungsfehler, Alkohol-, Zigaretten- oder Drogenkonsum, extremer Schlafmangel etc. Allerdings kann eine konstitutionelle Behandlung den Patienten dahingehend unterstützen, dass er mit der Zeit willensstärker wird und sein inneres Gleichgewicht und Kraft findet, an der ihn stark belastenden Situation zu arbeiten und allmählich wieder zu sich zu finden.

Homöopathische Verschlimmerung „Heilreaktion“

Während einer homöopathischen Konstitutionsbehandlung kommt es nicht selten vor, dass sich v.a. bei chronischen Fällen die Beschwerden vorübergehend verstärken. Alte Symptome, die man seit Jahren nicht mehr gespürt hat, treten für kurze Zeit erneut auf. Das bedeutet, dass diese Symptome nicht ausgeheilt waren. Manchmal laufen die Reaktionen unbemerkt ab, d.h. der Patient verspürt keine Verschlimmerung, was aber nicht heisst, dass das homöopathische Mittel nicht gewirkt hat.

Diese Heilreaktionen sind positiv zu bewerten und zeigen, dass die Lebenskraft gut reagiert hat, die Schwachpunkte im Körper erkannt wurden und der Heilungsprozess in Gang gesetzt worden ist. Nach der Mitteleinnahme kann eine Reaktion innert 2 Minuten oder erst nach Wochen, manchmal auch nach 2-3 Monaten auftreten. Je nach verabreichtem Mittel, Potenz und Konstitution des Patienten ist der zeitliche Ablauf unterschiedlich.

Die Art der Heilreaktion ist verschieden. So können Personen, die das gleiche Mittel in der gleichen Potenz bekommen haben, je nach Veranlagung und Konstitution individuell reagieren. Häufig reagiert der Körper mit vermehrter Ausscheidung wie Schleim, Durchfall, Nasenbluten, Schwitzen, vaginalem Ausfluss etc. Jede Reaktion wirkt wie ein Ventil und stellt eine Art Selbstreinigung dar. Der Organismus kann sich entlasten, und der Patient fühlt sich anschliessend leichter.

Eine Heilreaktion ist nie so schlimm wie die Krankheit selbst. Wenn z.B. eine Mittelohrentzündung durch ein homöopathisches Mittel wieder auftritt, ist der Organismus durch das Mittel bereits gestärkt. Dadurch verläuft die Krankheit nicht so heftig und heilt schneller.

Auch im psychischen Bereich sind Reaktionen zu erwarten. Introvertierte und blockierte Menschen werden vorübergehend emotioneller. Waren sie früher diplomatisch und äusserlich ausgeglichen, verlieren sie nun möglicherweise schneller die Geduld, sind gereizter und auch mal explosiv. Verdrängtes kommt hoch, wird nochmals gelebt, bearbeitet und verarbeitet. Der Patient beginnt sich zu wehren. Mit der an ihn gerichteten Erwartungshaltung kann er besser umgehen und ist weniger gestresst. Wollte er es früher immer allen recht machen und konnte nie nein sagen, wehrt er sich heute für seine Anliegen. Der Patient nimmt seine Gefühle besser wahr, fühlt sich leichter, ausgeglichener und freier.

Gewisse Veränderungen sind unter Umständen für den Patienten schwer zu verstehen. Es braucht etwas Geduld, diese Reaktionen durchzustehen, aber nachher wird sich der Patient leichter und gestärkter fühlen. Ist der Heilungsablauf in Gang gesetzt, so darf dieser nicht gestört werden. Es ist wichtig, allfällige Reaktionen nicht mit Medikamenten zu unterdrücken. Auch mit zusätzlichen homöopatischen Mitteln kann dieser Vorgang gestört werden. Allgemein sollten während der Behandlung keine homöopathischen Medikamente ohne Wissen Ihres Therapeuten eingenommen werden. Viele homöopathische Mittel sind untereinander nicht verträglich und können sich gegenseitig in der Wirkung aufheben.

Patienten mit schweren organischen Erkrankungen, die seit längerer Zeit Medikamente einnehmen müssen (Asthma, Herzerkrankungen, Diabetes etc.), nehmen selbstverständlich ihre gewohnten Medikamente weiter ein. Ein abruptes Absetzen wäre zu gefährlich. Bei Fragen wenden Sie sich an Ihren Homöopathen.

Zum Schluss einige Beispiele für mögliche Heilreaktionen, die wie gesagt bei jedem Patienten verschieden sein können:

- Ärgerlich, gereizt, weinerlich
- Intensivierte Träume
- Schwitzen
- Müdigkeit
- Verstärkte Menstruation, veränderter Zyklus
- Durchfall, Erbrechen
- Verstärkter Hautausschlag, Juckreiz
- Kopf-, Rücken-, Gliederschmerzen
- Alte Symptome treten wieder auf

Heilungsverlauf
Das Heringsche Gesetz

Eine Frage, die uns der Patient oft stellt, ist, wie rasch der Heilungsprozess verläuft. Die Zeitspanne hängt von vielen Faktoren ab. Jeder Krankheitsfall ist individuell, und jeder reagiert einmalig auf seine einzigartige Weise.

Eine allgemein gültige Regel zum zeitlichen Ablauf gibt es deshalb nicht. Die Heilung kann sofort eintreten oder sie kann längere Zeit in Anspruch nehmen. Eine schnell auftretende und sich rasch entwickelnde Krankheit heilt grundsätzlich schneller als eine langsam schleichend verlaufende.

Es gilt auch zu berücksichtigen, wie tief die entsprechende Störung liegt und wie weit sie sich bereits im Organismus ausgebreitet hat. Sind bereits ernsthafte Veränderungen in den Organen oder Geweben entstanden, dauert es länger, bis die Lebenskraft die „Reinigungsarbeiten“ im Organismus vollendet hat.

Junge Menschen und Kinder reagieren in der Regel schneller als alte Leute.

Patienten, die viele Medikamente eingenommen oder zahlreiche verschiedene Therapien hinter sich haben, sind oft nicht mehr imstande, auf homöopathische Mittel adäquat zu reagieren. Deshalb muss mit einem längeren Heilungsprozess gerechnet werden.

Die Dauer der Erkrankung sowie die erbliche Veranlagung (miasmatische Belastung) spielen ebenfalls eine wichtige Rolle.

Von Bedeutung ist auch das Gespräch mit dem Patienten. Es ist nicht damit getan, nach einer ausführlichen Fallaufnahme dem Patienten einfach ein paar Globuli zu geben und zu sagen: „Wir sehen uns dann in 3 Monaten wieder.“ Es ist wichtig, dass der Homöopath den Patienten versteht und ihm die Zusammenhänge und Entstehungsweise seiner Krankheitsgeschichte aufzeigen und erklären kann. Sobald der Patient sein Krankheitsbild besser versteht, hat er auch mehr Verständnis für allfällige Reaktionen, die durch das homöopathische Mittel verursacht werden.

Man wird auch immer wieder mit Patienten konfrontiert, die nach jahrelanger erfolgloser Behandlung mit verschiedenen Therapien von der Homöopathie eine Heilung innert Wochen erwarten. Trifft dies nicht ein, wenden sie sich enttäuscht einer neuen Therapieform zu.

Denken Sie daran, chronische Krankheiten entwickeln sich über Jahre und sitzen tief im Organismus. Die Lebenskraft muss angesprochen und wieder auf den richtigen Kurs gebracht werden. Das braucht oft Geduld.

Geben Sie Ihrem Organismus die Zeit, die er braucht, um richtig gesund zu werden.

Die Heilung kann, wie bereits erwähnt, durch die Lebensweise des Patienten, wie reichlichen Alkoholkonsum, Rauchen, übermässigen Stress, Bewegungsmangel und anderen Raubbau an der Gesundheit des Menschen wie Drogen, Schlafmangel und Fehlernährung, erschwert oder verunmöglicht werden. Auch eine unzumutbare Familiensituation kann eine Heilung verzögern oder sogar verunmöglichen.

Neulich kam ein Unternehmer in die Praxis, der durch die Homöopathie von seinen Stressymptomen befreit werden wollte. Im Gespräch kam zur Sprache, dass sein Leben nur aus Arbeit bestand. Von der Homöopathie erwartete er, dass er dank dieser nun beschwerdefrei sein Leben wie bisher mit wenig Bewegung und Schlaf, ungesunder Ernährung und reichlichem Alkoholkonsum weiterführen kann. Die homöopathische Behandlung kann wohl vorübergehend solche Beschwerden heilen, verändert der Mensch aber seine falschen Lebensgewohnheiten nicht, kehren die Beschwerden zu einem späteren Zeitpunkt wieder zurück.

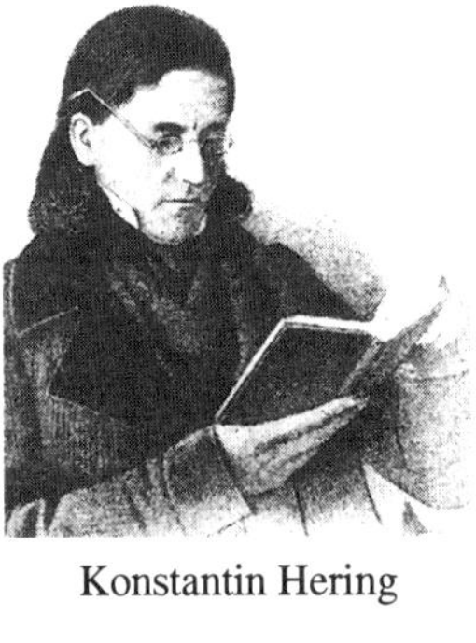
Konstantin Hering

Wie bereits erwähnt, gibt es für den zeitlichen Heilungsverlauf keine allgemeingültige Regel. Die Art des Heilungsablaufes untersteht jedoch einer Gesetzmässigkeit und ist nach dem Entdecker Konstantin Hering (1800 - 1880) benannt. Er postulierte folgende drei Gesetze:

„Die Heilung erfolgt von oben nach unten, von innen nach aussen und in umgekehrter Reihenfolge des Entstehens.“ Was genau darunter zu verstehen ist, wollen wir mit folgenden Beispielen verdeutlichen.

1. Heringsches Gesetz: *Von oben nach unten:*

Ein Patient kommt u.a. wegen Schulterschmerzen, die er seit Monaten hat, zur Behandlung. Bei der nächsten Konsultation ist er von Rückenschmerzen befallen. „Wie geht es Ihrer Schulter?“ „Da verspüre ich keine Schmerzen mehr.“ Das Krankheitsgeschehen hat sich weiter nach unten verlagert. Drei Wochen später klagt er über Knieschmerzen. Der Rücken ist inzwischen beschwerdefrei. Später verlangt er ein Mittel für Knöchelschmerzen.

Gibt man nun für diesen Zustand in Unkenntnis der Heilungsgesetze und des Heilungsverlaufes ein Mittel, so ist der Patient für kurze Zeit beschwerdefrei. Der Heilungsablauf wird unterdrückt, und die alten Schulterschmerzen treten wieder auf.

Man muss den ganzheitlichen Verlauf der konstitutionellen Behandlung verfolgen. Die Beschwerden haben sich genau nach der Heringschen Regel entwickelt, sie haben sich von oben nach unten verlagert.

Wie bei seinen Rücken- und Knieschmerzen, bekommt der Patient deshalb auch diesmal kein Mittel für den neuen akuten Zustand und nach einiger Zeit ist er auch von seinen Knöchelbeschwerden befreit.

2. Gesetz: *Von innen nach aussen:*

Die Heilung erfolgt vom Zentrum zur Peripherie, d.h. von den wichtigeren Organen zu den weniger wichtigen. Das Gemüt, die Psyche als „Innerstes" eines Menschen bessert zuerst. Anschliessend folgen die lebenswichtigen Organe wie Herz, Leber, Nieren, Lungen. Dann folgt der Bewegungsapparat.

Die Haut als äusserstes Organ heilt am Schluss. Als äusserste „Schicht" hat sie eine Reinigungsfunktion. Deshalb können Hautbeschwerden sehr hartnäckig sein.

3. Gesetz: *In umgekehrter Reihenfolge des Entstehens:*

Krankheiten, die erst kürzlich aufgetreten sind, werden zuerst geheilt. Die Krankheitsgeschichte wird oft chronologisch rückwärts aufgerollt. Am Schluss verschwinden die Krankheiten, die man am längsten hat.

Ein Patient hat seit der Kindheit Kopfschmerzen, seit 5 Jahren Magenbeschwerden und seit 1 Jahr leidet er an Asthma. Somit verschwindet zuerst das Asthma, dann die Magenbeschwerden und am Schluss die Kopfschmerzen.

Zum „Heringschen Gesetz" gilt noch zu sagen, dass jeweils nur eine der drei Regeln stimmen muss.

Die Unterdrückung des Heilungsverlaufes

Echte Heilung bedeutet nicht nur das Verschwinden von Krankheitssymptomen. Oft geschieht es, dass durch eine Behandlung Beschwerden verschwinden, aber nach kurzer Zeit erneut wieder auftreten, oder, was noch schlimmer ist, anstelle der Beschwerden sich eine neue Krankheit meldet.

Dabei besteht die Tendenz, dass sich die Krankheit von aussen (der Oberfläche des Körpers) nach innen verlagert und dadurch immer gefährlicher wird. Diesen Effekt nennt man Unterdrückung. Sie entsteht, wenn eine Krankheit rein symptomatisch behandelt wird, ohne die Ursache zu betrachten (die geschwächte Lebenskraft).

Zum besseren Verständnis dieses sehr wichtigen Kapitels führen wir zwei Beispiele auf. Ein Patient leidet seit längerer Zeit an einem Hautausschlag an den Händen. Er bekommt vom Dermatologen eine „leicht“ cortisonhaltige Salbe. Nach einer Woche ist die Haut gut abgeheilt, und der Patient freut sich, dass er dieses Übel so schnell los wurde. Nach drei Wochen bekommt er im Gesicht, an den Händen und in der Kniekehle einen starken Ausschlag. Er erhält eine stärkere Salbe. Nach halbjähriger Behandlung ist der Hautausschlag endlich besiegt. Der Patient vergisst die ganze Angelegenheit. Im nächsten Frühjahr leidet er zum ersten Mal an einem starkem Heuschnupfen mit Atemproblemen. Dieser Heuschnupfen ist als Folge des unterdrückten Hautausschlages entstanden. Es wurde lediglich etwas „Kosmetik" betrieben, d.h. an der Oberfläche therapiert, nicht aber die Wurzel der Erkrankung behandelt. Dadurch hat sich das Krankheitsgeschehen nach innen verlagert.

Nehmen wir noch das Beispiel einer gewöhnlichen Grippe. Bei einem viralen Infekt steigt in der Regel die Körpertemperatur um einige Grade an. Die Immunabwehr läuft auf Hochtouren. Wird nun mit Medikamenten das Fieber gesenkt, kann der Patient rasch wieder seinen täglichen Verpflichtungen nachgehen. Aus medizinischer Sicht ist der Mensch gesund. Doch der Patient fühlt sich Tage später noch schlapp, klagt über Kopf-, Bauch- und Gliederschmerzen. Kennen wir nicht alle folgende Situation: „Seit dieser Grippe habe ich mich einfach nicht mehr erholt."

Kommt nun ein derart „angeschlagener" Patient in die Praxis und wird mit einem homöopathischen Mittel, das auf seine individuellen Symptome abgestimmt ist, behandelt, so kehrt mit grösster Wahrscheinlichkeit das Fieber zurück, und Schweissausbrüche treten auf .

Was ist geschehen? Das homöopathische Mittel hat die geschwächte Lebenskraft stimuliert und diese sucht nun geeignete Möglichkeiten, den kranken Organismus zu heilen. Nach dieser Heilungsreaktion fühlt sich der Patient rasch gesund und ist wieder zu neuen Taten fähig.

Diese unterdrückende und symptombekämpfende Therapie ist vor allem im schulmedizinischen Organdenken verankert.

Man kann aber auch mit Homöopathie und anderen Therapieformen unterdrücken, wenn man den Menschen nicht in seiner Ganzheit betrachtet. Gerade bei den homöopathischen Komplexmitteln, deren Einzelkomponenten ja nach Krankheitssymptomen ausgewählt sind, ist die Gefahr der Unterdrückung sehr gross.

Dasselbe gilt natürlich auch, wenn man homöopathische Einzelmittel nur nach Krankheitsnamen anwendet. Besonders bei Erkältungen und bei allergischen Krankheitsformen wie Heuschnupfen wird oft homöopathisch unterdrückt.

Neulich kam eine Mutter mit ihrem 6 Jahre alten Sohn notfallmässig in die Praxis. Seit Tagen hatte er starken Husten mit nächtlicher Verschlimmerung bis zum Erbrechen. Vor 4 Monaten bekam er das homöopathische Mittel Tuberkulinum C1000. Handelte es sich hier um eine heftige Heilreaktion? Seit Jahren war er chronisch erkältet und hatte ab und zu eine Mittelohrentzündung, aber Husten bis zum Erbrechen war neu.

Was war geschehen? Der Kleine kam vor 3 Wochen mit brennenden Augen und starkem Nasenausfluss von einer Schulreise nach Hause. Die Mutter ging in die nächste Drogerie und bekam für die Heuschnupfensymptome das homöopathische Mittel Allium cepa, das sie ihrem Sohn nun 3x täglich gab. Die Symptome verstärkten sich, und es wurde ein Heuschnupfen-Komplexmittel gegeben.

Eine Woche später bekam der Kleine noch das homöopathische Mittel Bryonia, das wieder über Tage eingenommen werden musste. Das Krankheitsgeschehen hatte sich auf die Bronchien verlagert, und Husten bis zum Erbrechen entstand. Hier sieht man deutlich die unterdrückende Wirkung homöopathischer Mittel auf ein tief wirkendes Konstitutionsmittel.

Immer wieder kommt während einer Fallaufnahme zur Sprache, dass der Patient zur Zeit noch andere Therapien wie Bachblüten, Schüsslersalze, Bioresonanz, Akupunktur, Aura Soma, Fussreflexzonenmassage etc. macht.

Bekanntlich verderben zu viele Köche den Brei, und verschiedene Therapien stören den harmonischen Heilungsverlauf. Der Organismus wird mit verschiedenen Impulsen und Informationen überfordert und weiss nicht mehr, auf welchen Reiz er reagieren soll. Ausserdem können während dem Heilungsprozess Reaktionen auftreten. Werden diese nun mit anderen Therapien behandelt, können sie unterdrückend wirken und somit den Heilungsverlauf stören. Nach einem klärenden Gespräch muss er sich für eine der Behandlungen entscheiden. Dabei soll er bleiben. Nur so hat sein Körper die Chance, optimal darauf zu reagieren.

Dazu ein Beispiel. Ein Patient mit nervösen Verdauungsstörungen und Schlafproblemen bekommt aufgrund seiner Gesamtsymptomatik das homöopathische Mittel Lycopodium in der Potenz C1000. Nach einigen Wochen verspürt er im Verdauungstrakt eine Besserung. Auch kann er wieder besser schlafen.

Nun plagen ihn jedoch Rückenschmerzen, die er früher schon einmal gehabt hat, die jedoch eine Reaktion auf das homöopathische Mittel darstellen. Der Patient findet diese Beschwerden sehr lästig und geht zum Akupunkteur, der ihm durch die entsprechende rückenorientierte Behandlung seine Schmerzen innert kürzester Zeit nimmt. Kurz darauf treten wieder die Magenbeschwerden auf. Er ist wieder nervös und hat seither erneut Schlafstörungen.

Hier wurde der harmonische Heilungsablauf gestört, und es braucht längere Zeit, bis der Organismus und der Heilungsablauf wieder in die richtige Bahn gelenkt werden kann.

Die Fallaufnahme in der Praxis

In den vorhergehenden Kapiteln haben wir ausführlich über die theoretischen Grundlagen der klassischen Homöopathie gesprochen. Nun möchten wir Ihnen aufzeigen, wie diese in der Praxis angewandt werden.

Bereits vor der ersten Konsultation muss der Patient abklären, welche Krankheitsbelastungen in der Familie vorliegen. Dies ist nicht immer leicht, oft braucht es viel guten Willen und Beharrlichkeit, um von den Verwandten ihre Krankheitsgeschichte zu erfahren. Häufig haben die Eltern die Krankheiten nicht richtig wahrgenommen, sind sich ihrer nicht mehr bewusst oder wollen einfach nicht mehr über die alten Dinge sprechen.

Je ausführlicher der Patient die familiären Belastungen kennt, umso einfacher gestaltet sich die Konsultation und gibt dem Homöopathen wichtige Informationen über die miasmatische Belastung und die in Frage kommenden homöopathischen Mittel.

Abzuklären ist, an welchen Krankheiten die Eltern, Grosseltern, Urgrosseltern, Onkel, Tanten, Geschwister und Kinder erkrankt sind:

Z.B. Krebs, Tuberkulose, Diabetes (auch Altersdiabetes), Geschlechtskrankheiten, Rheuma, Arthrose, Gicht, Polyarthritis, Alkoholismus, Depressionen, Selbstmorde, Hautkrankheiten, Missbildungen, Geschwüre, Hirnschlag, Herzkrankheiten, Lähmungen, Verwachsungen, Fehl-, Früh- und Totgeburten, Blutkrankheiten, Impfschäden, Lungenkrankheiten, schwere Infektionskrankheiten, Allergien, Krampfadern etc. Auch Operationen und die Todesursache der Angehörigen sind von Bedeutung.

Bei Kindern muss man zusätzlich noch nach dem Gesundheitszustand der Mutter während der Schwangerschaft fragen und ob sie in deren Verlauf Medikamente einnehmen musste. Der Geburtsverlauf, das Gewicht, die Grösse sowie das Aussehen des Neugeborenen und ein allfälliges Geburtsgebrechen liefern ebenfalls wichtige Informationen.

Wurde das Kind gestillt und wenn ja, wie lange? Wie war sein Trinkverhalten, die Entwicklung (Zahnen, Laufen, Sprechen), zeigte es Reaktionen auf allfällige Impfungen? Wurden diese behandelt, und gab es Komplikationen?

Ferner muss der Patient seine eigenen Krankheiten und allfällige Operationen in chronologischer Reihenfolge auflisten. Falls er Medikamente eingenommen hat oder immer noch nimmt, sind diese auch zu erfassen.

Die Fallaufnahme beginnt bereits beim ersten Kontakt mit dem Patienten im Wartezimmer. Der erste Eindruck sagt oft viel aus. Wie ist sein Auftreten, sein Händedruck, ist er nervös, verkrampft oder gibt er sich gelassen? Dann erfolgt ein längeres

Gespräch mit dem Patienten über sein Befinden, die Beschwerden, seit wann diese bestehen, die Symptome, den Schmerzcharakter, sein soziales Umfeld, Lebensgewohnheiten, Essverhalten, Gewohnheiten, Schlaf, Verdauung etc. Man versucht den Menschen in seiner Gesamtheit zu erfassen und ihn zu verstehen. Es ist wichtig, bei der Fallaufnahme nach der Ursache einer Erkrankung, sei es physischer oder psychischer Natur, zu forschen.

Alle diese Angaben ergeben ein möglichst vollständiges Bild des Patienten. Es ist, wie wenn man einzelne Mosaiksteine zu einem Bild zusammenfügt. Je mehr Steine man zur Verfügung hat, umso deutlicher wird das Bild. Erst jetzt kann der Homöopath entscheiden, mit welchem Mittel der Patient behandelt werden muss.

Homöopathie in der Schwangerschaft

Eine Schwangerschaft ist ein besonderer Abschnitt im Leben einer Frau. Sie stellt aber auch eine Belastung für den weiblichen Organismus dar. Verfügt die Schwangere über eine starke Lebenskraft, so blüht sie in dieser Zeit auf. Ist die Lebenskraft jedoch nicht so stark, so kommen die in ihr ruhenden chronischen Belastungen (Miasmen) hoch, und es kommt oft zur Verschlimmerung früherer gesundheitlicher Störungen oder zu neuen Symptomen.

Starke Schwangerschaftsübelkeit, Blähungen, Blutungen, Verstopfung, Hämorrhoiden, Ekzeme, Herzkreislaufstörungen, Nervosität, Herpes, Anämie, Rücken- und Gelenkschmerzen, Schlafstörungen, Scheideninfekte etc. sind nicht selten Beschwerden, die während einer Schwangerschaft auftreten. Da viele pharmakologische Wirkstoffe die Plazenta passieren, stellen Medikamente häufig eine Gefahr für das Ungeborene dar.

Unter diesem Gesichtspunkt ist die klassische Homöopathie während der Schwangerschaft, Geburt und der Zeit danach eine unschätzbare Hilfe. Die richtige und sachgemässe Anwendung birgt keinerlei Gefahr von Nebenwirkungen für Mutter und Kind.

Die Gesundheit der Mutter ist entscheidend für die Entwicklung des Fötus. Oft kann man in der Praxis sehen, dass Frauen, die sich vor und während der Schwangerschaft konstitutionell behandeln lassen, ihren Mutterfreuden unbeschwerter entgegen sehen als in früheren Schwangerschaften. Sie haben weniger Geburtskomplikationen und bringen gesündere Kinder zur Welt.

Bereits Hahnemann erwähnte in seinen Schriften, dass die Schwangerschaft für die Mutter und das Ungeborene die beste Zeit sei, sich unter Berücksichtigung der miasmatischen Belastung einer konstitutionellen Behandlung zu unterziehen.

Homöopathische Arzneimittel können ebenfalls eine Hilfe für Frauen sein, die in einer früheren Schwangerschaft eine schwere Geburt mit chirurgischem Eingriff hatten und nun einer erneuten Komplikation vorbeugen wollen. Für die Geburtsvorbereitung stehen diverse homöopathische Mittel zur Verfügung. Selbstverständlich wird auch hier das entsprechende Mittel nach den individuellen Symptomen verabreicht. In diesem Zusammenhang sei erwähnt, dass immer mehr Hebammen über homöopathische Kenntnisse verfügen und die Mittel mit sehr gutem Erfolg einsetzen.

Nicht nur während der Schwangerschaft und Geburt sind homöopathische Mittel hilfreich, auch in der Zeit danach kann der Mutter und ihrem Kind geholfen werden. Mastitis (Brustdrüsenentzündung) ist eines der häufigsten Probleme, die das Stillen erschweren. Mit einer korrekten homöopathischen Behandlung kann auf Medikamente verzichtet werden, innert Kürze tritt eine Heilung ein, und die Mutter kann weiter stillen.

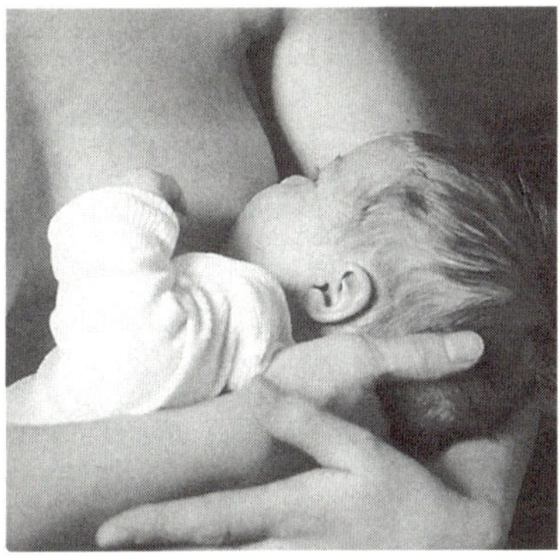

Homöopathie bei Kindern

Die homöopathische Behandlung vermag nicht nur die Gesundheit von Säuglingen und Kleinkindern zu verbessern, sondern trägt auch wesentlich dazu bei, dass sich unsere Kinder zu gesunden Erwachsenen entwickeln.

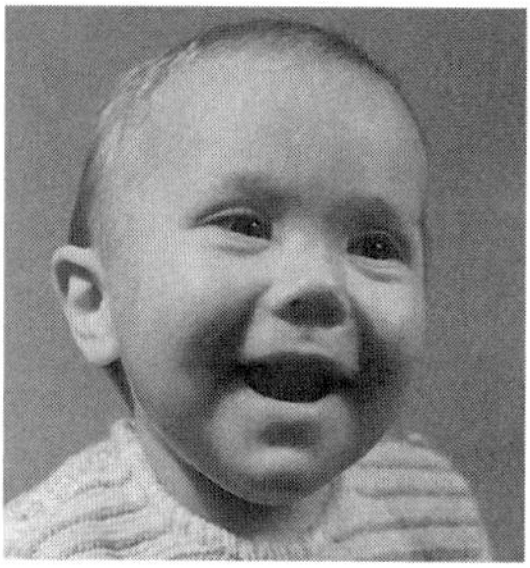

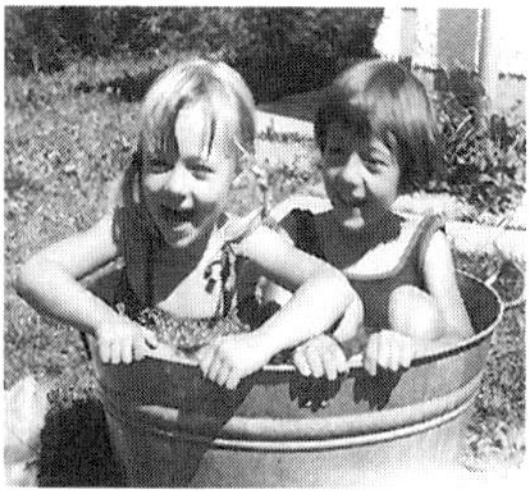

Immer wieder erstaunt es, wie sorglos unsere jüngsten Erdenbewohner mit Medikamenten gefüttert werden. Jede Mutter meidet während der Schwangerschaft so weit als möglich Medikamente. Doch kaum ist das Kind geboren, werden oft die guten Vorsätze vergessen. Ein anhaltender Husten wird mit Sirup therapiert, Hautausschläge mit Salben unterdrückt, Fieber sofort mit Zäpfchen gesenkt und Ohrschmerzen mit Antibiotika behandelt.

Durch diese unterdrückenden Massnahmen kann der kindliche Organismus seine Immunabwehr nicht genügend aufbauen. Die Abwehrkraft muss immer wieder trainiert werden, sonst lernt der Körper nicht, sich zu wehren, und er ist hilflos und ungeschützt den äusseren Einflüssen ausgesetzt.

Homöopathische Mittel stärken das Immunsystem, und der Organismus kann mit der Krankheit selber fertig werden.

Manchmal kommt es vor, dass Neugeborene bereits in den ersten Tagen und Wochen Gesundheitsstörungen wie Bindehautentzündung, Ekzeme, Windelausschlag, Verdauungsstörungen, Erbrechen, Atemprobleme etc. haben. Bei diesen früh auftretenden Beschwerden handelt es sich oft um miasmatische Belastungen. Eine homöopathische Behandlung bewahrt das Kind vor späteren tieferen Störungen.

Hautausschläge treten bei Kindern oft auf. Sie sind als Abwehrreaktion der Lebenskraft zu verstehen. Sie beruhen auf einer inneren gesundheitlichen Störung, die sich an der Oberfläche manifestiert. Der Körper versucht über das Ausscheidungsorgan Haut belastende Substanzen zu eliminieren. Wird nun dieser Vorgang nicht erkannt und die Symptome medikamentös behandelt, verlagert der Organismus das Krankheitsgeschehen nach innen, und es werden z.B. die Lungen in Mitleidenschaft gezogen.

Nach einem unterdrückten Hautausschlag entstehen nicht selten Atemwegsprobleme. Wird nun das asthmakranke Kind homöopathisch behandelt, erscheint der Hautausschlag für einige Zeit wieder. Die Lungen werden dadurch sofort entlastet. Die Krankheit wurde an der Wurzel behandelt, und das Kind erlangt nach einiger Zeit vollständige Gesundheit.

Die Homöopathie vermag ein breites Spektrum von Krankheiten zu behandeln, wie z.B. 3-Monate-Krämpfe, Zahnungsbeschwerden, Entwicklungsstörungen, Schüchternheit, Ängste, Stottern, Heimweh, Bettnässen, Kontaktschwierigkeiten, Aggressivität, Unruhe, Hyperaktivität etc.

Vergessen wir nicht, dass in den ersten Monaten die Muttermilch von unschätzbarem Wert ist. Sie enthält alle lebenswichtigen Nährstoffe und auch Antikörper, die das Immunsystem und die Abwehrkräfte des Kindes aufbauen und es vor Krankheiten schützt. Gestillte Kinder haben eine viel bessere Allgemeinverfassung und sind weniger krankheitsanfällig.

Sehr wichtig für ein krankes Kind ist eine entspannte Umgebung. Überängstliche Eltern können kaum die Ruhe ausstrahlen, die für ein schnelles Gesundwerden des Kindes förderlich wäre. Es ist daher sehr wichtig, dass die Eltern auf die Selbstheilungskräfte des Kindes vertrauen und nicht gleich bei jedem Fieberanstieg oder Hustenanfall in Panik geraten. Oft müssen die Eltern auch in die Therapie miteinbezogen werden, damit ihr Sprössling gesunden kann.

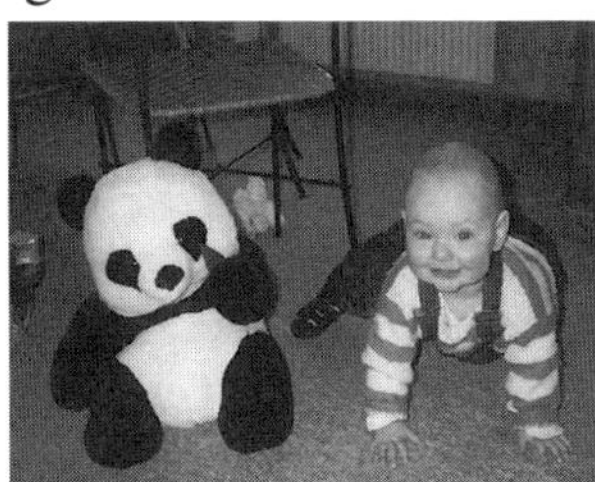

Im weiteren möchten wir in diesem Zusammenhang auf das Buch von M.S. Jus „Kindertypen in der Homöopathie“ verweisen.

Homöopathie und Sport

Sport erfreut sich immer grösserer Beliebtheit und trägt auch, in vernünftigem Rahmen betrieben, zum gesundheitlichen Wohlbefinden sowohl im Bereich des Spitzen- wie auch des Breitensportes bei.

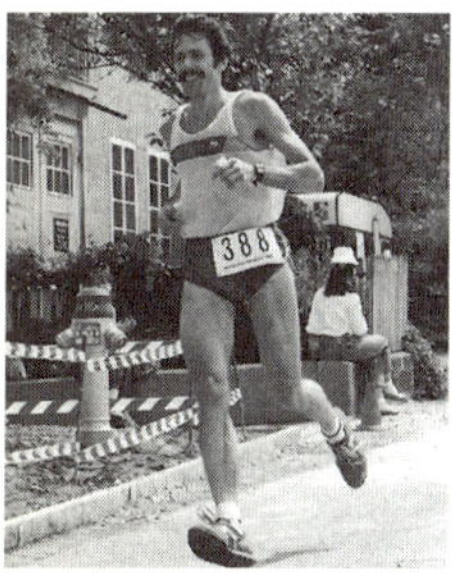

Sportverletzungen, Verstauchungen, Frakturen, Schock, Hitzschlag, Sonnenstich, Kopfschmerzen, Krämpfe, Angst, Lampenfieber etc. sind einige Beispiele der therapeutischen Möglichkeiten.

Die Homöopathie ist freilich nicht nur nützlich bei äusseren Verletzungen, sie kann auch dort helfen, wo die Schulmedizin am Ende ihres Lateins ist, wenn z.B. ein Sportler sein Leistungsvermögen im Wettkampf nicht mehr umsetzen kann, „Trainingsweltmeister" ist, im Wettkampf jedoch stets versagt. Viele Athleten erbringen Höchstleistungen, aber plötzlich sind sie blockiert. Sie lassen sich ärztlich untersuchen, sind organisch völlig gesund. In solchen Fällen hilft das Konstitutionsmittel, welches den Menschen als ganzes Individuum umfasst.

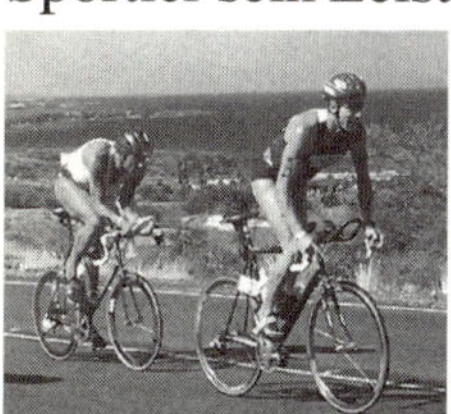

Sporttreibende sind athletisch zwar oft in Topform, doch fehlt es häufig am nötigen Konzentrationsvermögen. Dies beeinträchtigt nicht nur ihre Leistung, sondern erhöht auch die Verletzungsgefahr, da Koordination und Reaktion nicht mehr optimal sind. Es kommt zu inneren Verkrampfungen und nicht selten zu Muskelkrämpfen. Auch hier kann die Homöopathie Hilfe bringen. Denn sowohl für den Spitzen- wie den Breitensportler gilt: Je lockerer man ist, desto besser die Leistung.

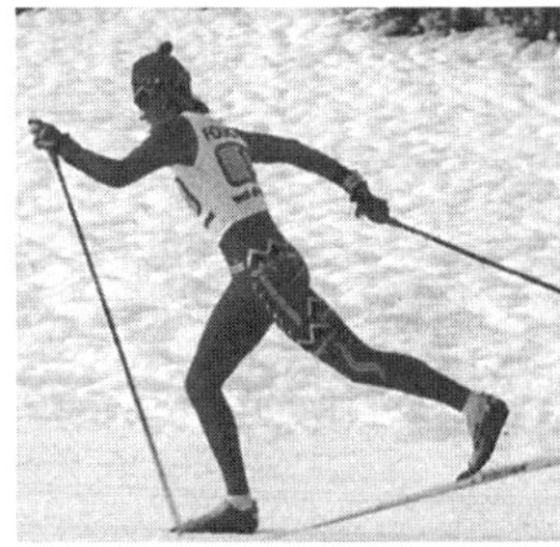

Bei Fällen, wo eine schulmedizinische Versorgung unerlässlich ist, z.B. bei Frakturen, kann man mit der klassischen Homöopathie das Heilungsvermögen optimal unterstützen und beschleunigen. Der Heilungsprozess verläuft schneller und mit weniger Komplikationen. Der psychische Zustand des Patienten verbessert sich, und er kann früher wieder mit dem Training beginnen.

Die homöopathischen Mittel verursachen bei richtiger Anwendung, im Gegensatz zu vielen chemischen „Wundermitteln“, keine unerwünschten Nebenwirkungen. Dies ist auch im Hinblick auf spätere Zeiten ein grosser Vorteil.

Homöopathische Selbstbehandlung

Immer mehr Leute interessieren sich für die Homöopathie und möchten kleinere Beschwerden selbst mit homöopathischen Mitteln heilen. Die Selbstmedikamentation bei leichteren Alltagsproblemen ist sicher sinnvoll. Doch nicht alle Beschwerden sind zur Selbstbehandlung geeignet.

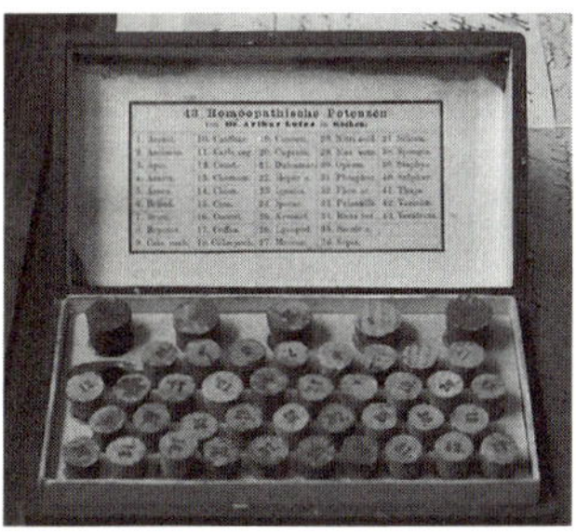

Hausapotheke Hahnemanns

Wie Sie beim Lesen der vorangehenden Kapitel bemerkt haben, ist die Homöopathie eine umfangreiche und schwierige Wissenschaft, die erst nach langem und intensivem Studium ausgeübt werden soll. Die Hausapotheke ersetzt auf keinen Fall den Besuch beim Arzt oder Homöopathen. Sie leistet aber wertvolle Dienste bei der Behandlung von ungefährlichen und akuten Beschwerden wie Erkältungen, Fieber, Magen-Darmbeschwerden, Insektenstichen etc.

Während der Dauer einer konstitutionellen Behandlung sollte die homöopathische Apotheke nicht angewendet werden. Sonst könnte die Heilwirkung eines Konstitutionsmittels gestört und unterdrückt werden. Ausserdem sind nicht alle homöopathischen Mittel untereinander verträglich.

Zur Findung des homöopathischen Heilmittels ist eine gründliche Fallaufnahme sehr wichtig. Sie beinhaltet die umfassende Beobachtung des Kranken. Dazu einige Beispiele:

- *Art der Erkrankung:* Durchfall, Erbrechen, Fieber, Insektenstich
- *Aussehen:* Bleich, rot, geschwollen
- *Auslöser:* Verletzung, Nahrung, Hitze, Kälte, Stress
- *Verhalten des Patienten:* Apathisch, ängstlich, aufgeregt
- *Empfindung des Patienten:* Art der Schmerzen (pulsierend, stechend etc.), Frieren, Juckreiz
- *Modalitäten* (Faktoren, die die Beschwerden verschlimmern oder verbessern): Wärme, Kälte, Ruhe, Bewegung, Tageszeit

Chronische oder immer wieder auftretende Beschwerden eignen sich nicht für die Selbstbehandlung. Sie müssen vom Homöopathen mit tief wirkenden Mitteln behandelt werden. Bei der Selbstmedikamentation ist die Tatsache zu beachten, dass der Organismus in der Regel bei kleineren Unpässlichkeiten genügend Kraft besitzt, sich selbst zu heilen. Es ist wichtig, dass nicht wegen jeder Kleinigkeit zur homöopathischen Hausapotheke gegriffen wird. Um eine gewisse Sicherheit in der Wahl des geeigneten

Mittels zu erlangen, besucht man am besten einen Kurs über homöopathische Erste Hilfe. So lernt man den richtigen Umgang mit der Hausapotheke.

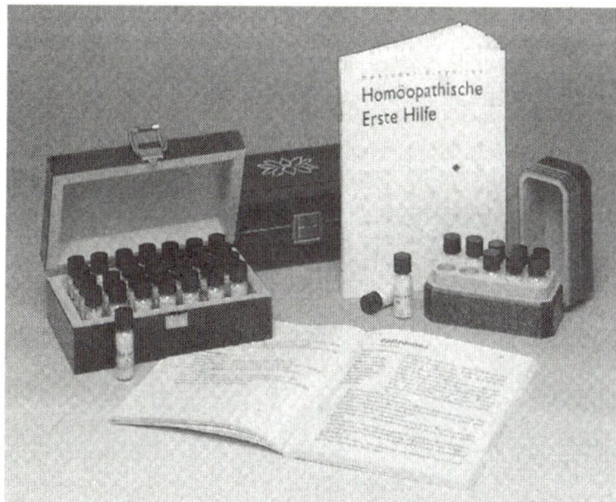

Hausapotheke Homöosana AG, Steinhausen

Medikamenteneinnahme

Es gibt mehrere Punkte, die bei der Medikamenteneinnahme zu beachten sind und wesentlich zum Erfolg der Behandlung beitragen:

- Das homöopathische Mittel nicht mit der Hand berühren.
- Die Aufbewahrung muss entfernt von stark riechenden Substanzen erfolgen.
- Das Mittel nicht starker Hitze oder Sonnenbestrahlung aussetzen.
- Das Mittel langsam im Mund zergehen lassen und nur bei völlig sauberem Mund einnehmen; nie direkt nach dem Zähneputzen.
- Vor und nach der Einnahme des Mittels 30 Minuten nicht rauchen, essen oder trinken.
- Unbedingt auf die Anwendungen von Kampfer und kampferhaltigen Substanzen, z.B. Dul-x, Vicks, Pulmex, Migränestifte etc., und ätherische Öle verzichten. Auch niemanden damit einreiben. Die Wirkung der homöopathischen Mittel kann aufgehoben oder erheblich geschwächt werden.
- Regelmässiger Konsum von Kaffee, Schwarztee, Cola, Pfefferminz- und Kamillentee ist zu vermeiden. Als Kaffee-Ersatz hat sich Getreidekaffee bewährt.

Literaturverzeichnis

- Hahnemann Samuel, *Organon der Heilkunst,* Haug Verlag, Heidelberg
- Allen, J.H., *Die chronischen Krankheiten, Miasmen,* Verlag Renée von Schlick, Aachen
- Jus Mohinder, *Homöopathische Erste Hilfe,* Homöosana Verlag, CH-Steinhausen
- Jus Mohinder, *Sport und Homöopathie,* Homöosana Verlag, CH-Steinhausen
- Jus Mohinder, *Kindertypen in der Homöopathie,* Homöosana Verlag, CH-Steinhausen
- Braun Arthur, *Methodik der Homöotherapie,* Sonntag Verlag, Regensburg
- Kent's Organon-Kommentar, *Einführung in die klassische Homöopathie,* Verlag des Niedersächsischen Institutes für homöopathische Medizin e.V., Celle
- Köhler Gerhard, *Lehrbuch der homöopathischen Behandlung,* Hippokrates Verlag, Stuttgart
- Risch Gerhard, *Homöopathik,* Pflaum Verlag, München
- Schindele Eva, *Pfusch an der Frau,* Rasch & Röhring Verlag, Hamburg
- Ullmann Dana, *Homöopathie, Die sanfte Heilkunst,* Scherz Verlag, Bern, München, Wien